Martin Auerswald

FAKTEN-CHECK NAHRUNGSERGÄNZUNGSMITTEL

MARTIN AUERSWALD

Fakten-Check
Nahrungs ergänzungs mittel

Welche **Nährstoffe, Vitalstoffe und Extrakte** wirklich sinnvoll sind

herbig

Bildnachweis
Mit 6 Abbildungen von Adobe Stock: Seite 20 (©VectorMine), 40 (©Somegirl), 54 (©VektorMine), 62 (©Drobot Dean), 69 (©amixstudio), 107 (©tannikart)

Grafik Seite 33: ©Dietmar Schmitz nach einer Grafik des Robert Koch-Instituts
Grafik Seite 36: s. Verweis dort

Impressum
Umschlaggestaltung von Gramisci Editorial Design, München/Sandra Gramisci, unter Verwendung eines Fotos von AdobeStock/DrobotDean, und eines Icons von Flaticon.

Alle Angaben in diesem Buch erfolgen nach bestem Wissen und Gewissen. Sorgfalt bei der Umsetzung ist indes dennoch geboten. Der Verlag und der Autor übernehmen keinerlei Haftung für Personen-, Sach- oder Vermögensschäden, die aus der Anwendung der vorgestellten Materialien, Methoden oder Informationen entstehen könnten.
Alle Angaben, Empfehlungen und Informationen sind ohne jegliche Verpflichtung oder Garantie des Autors. Für die Angaben zu den aufgeführten Produkten kann weder seitens des Autors noch seitens des Verlages eine Gewähr übernommen werden. Bitte fragen Sie in jedem Fall Ihre Therapeutin oder Ihren Therapeuten um Rat, setzen Sie verordnete Medikamente nicht eigenmächtig ab und lassen Sie die Anwendung der hier genannten Präparate auf ihren speziellen Bedarfsfall von der betreuenden Therapeutin oder dem betreuenden Therapeuten prüfen.
Sollte diese Publikation Links auf Webseiten Dritter enthalten, so übernimmt der Verlag für deren Inhalte keine Haftung, da wir uns diese nicht zu eigen machen, sondern lediglich auf deren Stand zum Zeitpunkt der Erstveröffentlichung verweisen.

Unser gesamtes Programm finden Sie unter **kosmos.de/herbig**

MIX
Papier | Fördert gute Waldnutzung
FSC® C014889

Gedruckt auf chlorfrei gebleichtem Papier

Pfizerstraße 5–7, 70184 Stuttgart
kosmos.de/servicecenter

ISBN 978-3-96859-046-2
Projektleitung: Nicole Janke
Redaktion & Lektorat: Ulrike Burgi, Köln. *lektorat-burgi.de*
Gestaltungskonzept, Gestaltung und Satz: VerlagsService Dietmar Schmitz GmbH, Heimstetten
Produktion: Vanessa Frömmig
Druck und Bindung: Friedrich Pustet GmbH & Co KG, Regensburg
Printed Germany/Imprimé en Allemagne

Inhalt

Einleitung 7

Ein stark polarisierendes Thema 7
Meine ganz persönliche Reise 10
Kritische Stimmen ernst nehmen 12
Was Sie von diesem Buch erwarten dürfen 15

Nahrungsergänzungen: Die Grundlagen 17

Welche Arten von Nahrungsergänzungen gibt es? 17
Vorgaben für Nahrungsergänzungen 24
Was für Nahrungsergänzungsmittel spricht 28
Ausreichende Versorgung und Mangel 43

Nahrungsergänzungen richtig anwenden 45

Das A&O der Produkte: die Qualität 46
Das individuelle Nährstoff- und Nahrungsergänzungsprofil herausfinden 51
Ängste und Sorgen 58
Risiken und Nebenwirkungen 61

Die 28 wichtigsten Nahrungsergänzungen 71

Ergänzungen im Selbsttest 72

Nahrungsergänzungen auf einen Blick 109

Quickfinder Adaptogene 110
Quickfinder Aminosäuren & Derivate 114
Quickfinder Antioxidantien 116
Quickfinder Ballaststoffe & Bindemittel 118
Quickfinder Fettsäuren & Ketone 120

Quickfinder Mineralstoffe & Spurenelemente 122
Quickfinder Pflanzenextrakte 126
Quickfinder Probiotika 132
Quickfinder Proteine 134
Quickfinder Vitalpilze 136
Quickfinder Vitamine 138
Quickfinder Vitaminoide 140
Quickfinder Sonstige Stoffe 142

Anhang

Danksagung 147
Quellenverzeichnis 149
Literaturempfehlungen 154
Aussagekräftige Blutwerte für die Blutanalyse 156

Einleitung

Ein stark polarisierendes Thema

Nahrungsergänzungsmittel – kaum ein Thema zu Gesundheit und Wohlbefinden ruft so viele verschiedene Reaktionen hervor und scheint so stark zu polarisieren wie dieses. Lassen Sie uns deshalb zu Beginn, sozusagen als kleine Aufwärmübung für dieses Buch, einen Test machen: Im Folgenden habe ich einige Aussagen, die rund um Nahrungsergänzungen häufig zu hören oder zu lesen sind, zusammengestellt. Überlegen Sie, welche davon aus Ihrer Sicht zutreffen:

- Nahrungsergänzungen sind wichtig.
- Nahrungsergänzungen sind unnütz.
- Nahrungsergänzungen sind gefährlich.
- Nahrungsergänzungen sind eine Investition in die Gesundheit.
- Nahrungsergänzungen sind reine Geldverschwendung.
- Eine gesunde Ernährung reicht nicht aus, um den Körper mit allem Essenziellen zu versorgen.
- Eine gesunde Ernährung reicht völlig aus.
- Nahrungsergänzungen sollten mehr gefördert werden.
- Nahrungsergänzungen sollten verboten werden.
- Nahrungsergänzungen können heilsam sein.
- Nahrungsergänzungen können schaden.

Nun, was denken Sie, welche der Aussagen sind korrekt? Die Antwort lautet: alle. Ja, richtig gelesen: Alle Aussagen sind korrekt. Aber wie kann das sein?

Wie Sie gesehen haben, sind rund um Nahrungsergänzungen sehr viele Verallgemeinerungen und Pauschalisierungen im Umlauf. Von essenziellen Nährstoffen über Naturextrakte, Proteinpulver bis hin zu Bachblüten und pulverisierten Korallen wird unter diesem Begriff Unterschiedliches zusammengefasst. Verallgemeinerungen in den Aussagen zu ihrer Wirksamkeit helfen jedoch niemandem und verwirren nur. Wie Sie im Laufe dieses Buches noch häufiger lesen werden, können Nahrungsergänzungen vielmehr nützliche und wichtige Werkzeuge sein, die sich zielgerichtet gesundheitsfördernd einsetzen lassen – sofern man das nötige Wissen dafür hat.

Sehen Sie sich nun die auf Seite 7 gelisteten Aussagen unter diesem Gesichtspunkt noch einmal an, gibt es für jeden Satz Beispiele, die richtig sind – aber auch Beispiele, die falsch sind. Was dazwischen steht, ist die Aufklärung, die Information, die Sie brauchen, um entscheiden zu können. Das ist auch der Grund, warum es mir so wichtig war, dieses Buch zu schreiben. Denn Nahrungsergänzungen können alles sein: gesund, ungesund, nützlich, unnütz, wichtig, überteuert, günstig, gefährlich, heilsam. Entscheidend ist, welche Nahrungsergänzungen Sie einsetzen, in welcher Qualität, zu welchem Zweck, wann und in welcher Menge.

Hier noch ein weiteres Beispiel zur Veranschaulichung: Stellen Sie sich vor, Sie kaufen einen Hammer. Aus Plastik. Aus fraglicher Herkunft. Sie wissen nicht, wozu dieser Hammer gut ist. Sie wissen nicht, wie Sie damit umgehen können. Und so hämmern Sie einfach drauflos – und tun sich damit selbst weh. Doch wenn Sie einen hochwertigen Hammer kaufen, alles über ihn wissen, auch darüber, wie Sie ihn einsetzen, und Ihnen jemand erklärt hat, was man damit machen kann –, dann können Sie ihn auf vielseitige Weise einsetzen. So ist es auch mit Nahrungsergänzungen, und so ist es auch mit diesem Buch, das sich als Ratgeber und sachlich fundierte Informationsquelle zu den verschiedenen Arten von Nahrungsergänzungsmitteln versteht.

Ich möchte Ihnen mit diesem Buch einen nützlichen und niederschwellig zu nutzenden Werkzeugkoffer mitgeben.

In ersten Teil geht es um wichtige Grundlagen: Was sind Nahrungsergänzungen, welche Arten gibt es, was spricht für sie? Auch auf die Vorgaben für Nahrungsergänzungen werde ich in diesem Kapitel eingehen, und ich werde das Thema »Ausreichende Versorgung und Mangel« ansprechen, das im Hinblick auf den Einsatz von Nahrungsergänzungen ebenfalls ein wichtiges Thema ist.

Im Mittelteil des Buches geht es dann um die praktische Anwendung von Nahrungsergänzungsmitteln: Sie erfahren, wie Sie diese richtig anwenden, worauf Sie beim Kauf und bei der Anwendung besonders achten sollten und wie Sie Ihr individuelles Nährstoff- und Nahrungsergänzungsprofil herausfinden.

Danach stelle ich in einem weiteren Kapitel die aus meiner Sicht 28 wichtigsten Nahrungsergänzungen vor mit allem, was Sie darüber wissen sollten. Dosierung, Anwendung, Bioverfügbarkeit und Qualitätsmerkmale sind mir ebenso wichtig wie Blutwerte (bei Nährstoffen), Nebenwirkungen, Komplikationen mit Medikamenten und Kontraindikationen. Denn dieses Buch soll Ihnen dabei helfen, sich eine eigene Meinung zu bilden – nicht, um eine schon bestehende Meinung zu bestätigen oder zu widerlegen.

Der letzte Teil des Buches ist so etwas wie ein Nachschlagewerk – ein »Quickfinder«, der Erläuterungen und Tipps zu über 100 Nahrungsergänzungen enthält, um schnell und einfach eine Quelle zu haben, bei der Sie jederzeit die wichtigsten Informationen finden und sich aufklären können.

Wir leben in einer Welt, in der es immer »normaler« wird, krank und unglücklich zu sein – eine umfassende, vorurteilsfreie, den ganzen Menschen miteinbeziehende gesundheitliche Aufklärung und Behandlung wäre wünschenswert, ist jedoch nicht immer zu finden. Insofern bin ich sehr froh, dass Sie sich für mehr Eigenverantwortung beim Thema Nahrungsergänzungen, eine eigene Meinung dazu, sprich, eben auch für dieses Buch entschieden haben. Sie werden im Laufe der nächsten Seiten verstehen, dass dieses Thema sehr faszinierend ist – und dass es sich lohnt, sich damit auseinanderzusetzen.

Meine ganz persönliche Reise

Gesundheit ist das, wofür ich lebe und wofür mein Herz schlägt. Lassen Sie mich daher kurz erklären, wie ich persönlich dazu gekommen bin, mich mit diesem (doch sehr umstrittenen) Thema zu befassen, und warum ich ein Buch über Nahrungsergänzungen geschrieben habe.

Meine ganz persönliche Reise mit Nahrungsergänzungen begann im frühen Alter von 13 Jahren. Ich leide seit meiner Geburt am Restless Legs Syndrom (RLS), das die Beine unruhig und »kribbelig« werden lässt. Es ist, als würden Ameisen durch die Oberschenkel wuseln. Sehr unangenehm. Da RLS eine genetische Komponente hat, bin ich in meiner Familie leider auch nicht der einzig Betroffene. Mein (mittlerweile verstorbener) Opa mütterlicherseits litt ebenfalls unter dieser Erkrankung und empfahl mir Magnesium zur Therapie, was ich in Form von Magnesium-Brausetabletten, die es in der Drogerie meist für wenige Cent im untersten Regal zu kaufen gibt, einnahm. Abgesehen von der Qualität und den in diesen Brausetabletten enthaltenen Zusatzstoffen (heute weiß ich mehr), merkte ich schnell, dass es wirkte. Meine Symptome besserten sich, zumindest ein wenig. Und das machte mich natürlich neugierig, weil ich ohnehin schon immer gerne ausprobierte und mich für alles Mögliche interessierte.

Als ich mit 19 Jahren ein Auslandsjahr in Australien verbrachte, lernte ich auf einer Party mit australischen Freunden einen weiteren interessanten Wirkstoff kennen: Einer meiner Freunde hielt mir zur Prophylaxe eines »Katers« eine Packung mit B-Vitaminen unter die Nase. Am nächsten Morgen war ich tatsächlich beschwerdefrei, obwohl ich eine rechte Menge des eher wässrigen australischen Bieres getrunken hatte, was eigentlich immer einen Kater verursacht. Das probierte ich im Laufe der nächsten Wochen noch mehrmals aus – um einen Placeboeffekt auszuschließen. Und tatsächlich: Es wirkte.

Ich lernte in dieser Zeit, dass Nahrungsergänzungen als Werkzeuge eingesetzt werden können. Das nahm ich mit in mein Biochemie-Studium – hier lernte ich alles über unseren Stoffwechsel, Hormone, Gesundheit, Krankheit, Nährstoffe und vieles mehr. Dass Nahrungsergänzungen sinnvolle Werkzeuge sein können (Betonung auf »können«), merkte ich während des Studiums immer wieder. Als ich begann, im Winter Vitamin D zu nehmen, waren meine jährlichen Winterdepressionen plötzlich Geschichte. Als ich begann, Kraftsport zu treiben, merkte ich, dass sich Muskeln mit Kreatin und Molkeprotein sehr viel leichter und schneller aufbauen lassen. Kreatin wirkte sich nebenbei überraschend positiv auf meine Konzentration aus, während das falsche Proteinpulver (geringe Qualität, mit Zusätzen minderwertiger Proteinquellen) bei mir Durchfall verursachte. Vitamin K_2 in Kapselform erhöhte meine Libido und meine Testosteronwerte – als Tropfen jedoch nicht. Jod in hoher Dosis (und mit den richtigen Co-Faktoren) brachte meine Schilddrüsenunterfunktion innerhalb weniger Wochen in den Idealbereich.

Das und noch mehr lernte ich. Und je mehr ich lernte und ausprobierte, desto mehr wollte ich wissen. Ich wollte (und will immer noch) eigentlich alles wissen zu diesem Thema.

Nach meinem Studium der Biochemie und später molekularer Biotechnologie machte ich mich selbstständig. Es gab ein kurzes Intermezzo in der klinischen Forschung, wo ich neue Medikamente für die Behandlung von Morbus Crohn und Colitis ulcerosa entwickelte. Zu dieser Zeit lernte ich, dass es über 30 Natur- und Nährstoffe gibt, die molekular gesehen dasselbe konnten wie »meine« Medikamente. Ich fragte mich also, warum immer neue Medikamente entwickelt werden, wenn die Natur schon längst die Lösung bereithält. Warum geben wir nicht einfach unserem Körper das, was er von Natur aus kennt und braucht? Zumal Medikamente Nebenwirkungen haben können, Naturstoffe – richtig eingesetzt – jedoch nicht.

Im Rahmen meiner Selbstständigkeit fokussierte ich mich schnell auf gesundheitliche Aufklärung in verschiedensten Facetten. Auch hier können Nahrungsergänzungen ein Baustein sein, um die Gesundheit positiv zu beeinflussen. Nicht der einzige Teil, aber durchaus ein Teil. Auch begann ich, Firmen auf wissenschaftlicher Basis zu beraten, was ich bis zum heutigen Tag tue. Zu meinen wichtigsten Kunden gehören Firmen, die im Bereich Naturheilkunde und Nahrungsergänzungen arbeiten. Hier konnte ich wichtige Blicke »hinter die Kulissen« werfen und viel über Prozesse lernen, die von der ersten Idee bis zum späteren Verkauf von naturheilkundlichen Produkten und Nahrungsergänzungen alles umfassten. Auch lernte ich Dinge, die unschön waren – denn Qualität und Wirkung sollten zum Beispiel höchste Priorität haben, wenn es um unsere Gesundheit geht, und ein minderwertiges Produkt sollte nicht durch herausragendes Marketing überdeckt werden.

Sie sehen, das Thema begleitet mich schon länger und hat mich nie wirklich losgelassen. Mir ist es wichtig, sachlich aufzuklären, damit sich jeder seine eigene Meinung bilden kann. Denn Nahrungsergänzungen können alles sein: unglaublich effektiv und wertvoll, Geldverschwendung oder gar gefährlich.

Kritische Stimmen ernst nehmen

Selbstverständlich sind mir die Argumente gegen Nahrungsergänzungen durchaus bewusst und sie sollten auch ernst genommen werden –, doch lassen sie sich vielfach mit Fakten widerlegen und sind daher aus meiner Sicht nicht uneingeschränkt haltbar.

Weil Nahrungsergänzungen nicht immer und für jeden geeignet sind und weil manche Nahrungsergänzungen durchaus fragwürdig erscheinen, bedarf es also besserer Aufklärung. Zudem kursieren zu diesem Thema viele Mythen, Halb- und Unwahrheiten bzw. Vorurteile, teilweise sogar von öffentlicher Seite. Pauschalisierungen, Vereinfachungen und Verallgemeinerungen kommen immer wieder vor. Doch das nützt niemandem. Stattdessen plädiere ich für eine offene, faktenbasierte Debatte, die alle Vor- und Nachteile wertungsfrei gegeneinander abwägt. Was ich mir also wünschen würde, wären folgende Punkte:

Transparenz bei Herstellung und Qualität

Es stimmt: Definitiv sollte der Markt für Nahrungsergänzungsmittel besser und strenger reguliert werden. Die Zulassungs- und Qualitätskriterien seitens der Gesetzgeber sind aktuell so locker, dass es an Russisch Roulette erinnert, sich für irgendein Produkt zu entscheiden. Auch regelmäßige Qualitätskontrollen sollten vorgeschrieben werden, anstatt sie nur stichprobenartig durchzuführen. Sofern durch bessere Kontrollen und eine noch stärker reglementierte Zulassung die allgemeine Qualität und Sicherheit von Nahrungsergänzungen sowie die Aufklärung verbessert würden, wäre viel gewonnen. So können Nahrungsergänzungsmittel, wenn korrekt eingesetzt, einen wichtigen Beitrag zur Gesundheit des Einzelnen leisten.

Es fehlt zudem oft eine gewisse Transparenz bei Herkunft, Qualität, Inhaltsstoffen und Reinheit der eingesetzten Rohstoffe bzw. der Produkte. Gute Hersteller kommunizieren, woher ihre Produkte stammen, was enthalten ist, und können chemische Analysen und Reinheitsanalysen vorlegen.

Bessere Aufklärung

Da der Markt immer größer und unübersichtlicher wird und die Produkte zu wenig reguliert und geprüft werden, brauchen wir mehr Aufklärung – das hatten wir schon festgestellt. Diese Aufklärung sollte sich an aktuellen wissenschaftlichen Erkenntnissen und der Praxis orientieren. Dazu gibt es auch in Deutschland verschiedene Informationsportale, auf denen man sich zum Thema informieren kann. In der Praxis sind viele der Inhalte auf den gängigen Informationsportalen leider nicht durchgehend auf dem aktuellen wissenschaftlichen Stand und ignorieren nach meinem Empfinden oft die bereits vorhandenen Studien zum Thema. Und obwohl die Mehrheit der Menschen Nährstoffdefizite aufweist, wird besonders vor den Nährstoffen gewarnt, die die meisten Menschen eigentlich bräuchten – so z. B. bei der Vitamin-D-Einnahme. Obwohl ein Großteil der Bevölkerung Defizite aufweist, wird vor Vitamin D gewarnt und nur für Risikogruppen eine tägliche Maximaldosis von 20 µg (= 800 IE) vorgeschlagen. Diese 20 µg sind die D-A-CH-Referenzwerte der DGE, bei welchen seit über zehn Jahren bekannt ist, dass sie sich nicht relevant auf die Blutwerte auswirken. Es wäre sinnvoll, die Plattformen und Portale regelmäßig nach aktueller Studienlage zu aktualisieren, damit Verbraucher sich ein objektives Bild machen können.

Zusammenarbeit mit konventioneller Medizin

Nahrungsergänzungen können unsere Gesundheit positiv beeinflussen, sind aber keine Arzneimittel. In der Praxis kommt es immer noch vor, dass Mediziner im Allgemeinen wenig über Nährstoffe, Biochemie, gesunde Ernährung oder gar Nahrungsergänzungen wissen oder diese sogar ablehnen. Es wäre wünschenswert, wenn es gelänge, dass konventionelle Medizin und Naturheilkunde flächendeckend komplementärmedizinisch zusammenarbeiteten. So können einerseits der Körper durch Medikamente und/oder Operationen entlastet werden, und andererseits die Selbstheilungskräfte des Körpers durch Ernährung und gezielte Nahrungsergänzung sowie physikalische Reize wie Hitze, Kälte oder Bewegung angeregt werden, sofern der Patient dies wünscht.

Bei pauschaler Ablehnung genauer hinschauen

Das häufigste Argument gegen Nahrungsergänzungsmittel ist, dass ihr Nutzen nicht wissenschaftlich bestätigt sei. Das ist eine grobe Verallgemeinerung, denn es wird dabei vieles in einen Topf geworfen und zudem nicht berücksichtigt, über welche Nahrungsergänzungen konkret diese Aussage getroffen wird, welche Qualität, welche Reinheit oder Dosierung gemeint sind bzw. einer Studie zugrunde lagen, für wen und für welche Zwecke die Nahrungsergänzung eingesetzt und/oder wie sie eingenommen wurde. Hier wäre ein weniger oberflächlicher Blick wünschenswert. Denn es können zum Beispiel anhand von Studien zu Nahrungsergänzungen wesentlich fundiertere Aussagen getroffen werden. Diesen Blick bietet mein Buch.

Was Sie von diesem Buch erwarten dürfen

Alles, was ich in den letzten Jahren gelernt habe, habe ich in dieses Buch gepackt. Die wissenschaftlichen, biochemischen Hintergründe sind mir dabei ebenso wichtig wie das Praxiswissen, wann und wie Nahrungsergänzungen eingesetzt werden können. Doch nicht nur mein eigenes Praxiswissen fließt hier ein, sondern auch das der vielen Ärzte, Heilpraktiker und Therapeuten, mit denen ich zusammenarbeite und im Austausch bin, sowie aller Ausbilder, bei denen ich mich weitergebildet habe ... und natürlich alles, was Sie wissen müssen, um ein gutes Produkt zu erkennen, um kein Opfer fragwürdiger Firmen mit fragwürdigen Produkten zu werden.

Wer sich also dieses Buch gekauft hat in der Annahme, dass Nahrungsergänzungen die Lösung für alles sind, wird wahrscheinlich enttäuscht werden. Wer sich dieses Buch gekauft hat in der Annahme, dass Nahrungsergänzungen sinnlos und unnütz sind, wird ebenfalls enttäuscht werden.

Wer jedoch offen und neugierig ist und sich hier eine eigene Meinung bilden möchte – rein im Sinne der Gesundheit – wird viel Neues lernen und das Gelernte sowohl für sich als auch für andere anwenden können.

Ich wünsche Ihnen daher viel Freude mit diesem Buch und viele Aha-Momente!

Ihr Martin Auerswald

Nahrungsergänzungen: Die Grundlagen

Als Nahrungsergänzungen werden Produkte bezeichnet, die Stoffe enthalten, die in Lebensmitteln vorkommen. Sie können üblicherweise als Kapseln, Tabletten, Pulver, Brausetabs oder in flüssiger Form eingenommen werden – siehe dazu auch die Tabelle auf Seite 23. Sie ergänzen die Ernährung mit Stoffen, die positiven Einfluss auf die Gesundheit nehmen können.

Nahrungsergänzungen können isolierte Einzelstoffe enthalten (z. B. reines Vitamin C), Mikroorganismen (z. B. Milchsäurebakterien) sowie Auszüge aus Pflanzen (z. B. Weihrauch-Extrakt), Pilzen (z. B. Reishi-Extrakt) oder Tieren (z. B. Fischöl). Sie können Makrobestandteile unserer Ernährung enthalten (z. B. Proteinpulver) und auch Mikrobestandteile (z. B. Vitamine und Mineralstoffe). Neben Produkten mit Einzelsubstanzen werden auch die verschiedensten Kombinationsprodukte angeboten.

Nahrungsergänzungen umfassen also eine große Bandbreite an Produkten und möglichen Inhaltsstoffen. Schon allein deshalb helfen allgemeine Aussagen zu diesem Thema nicht – vielmehr müssen wir uns immer die Frage stellen, worüber wir sprechen, in welcher Menge, wann und wofür. Dazu später mehr.

Welche Arten von Nahrungsergänzungen gibt es?

Unser Körper benötigt einige Stoffe zum Überleben, die er nicht selbst herstellen kann (essenzielle Stoffe), und muss diese deshalb über die Ernährung von außen zuführen. Einige Nahrungsergänzungen beinhalten solche Komponenten. Andere Nahrungsergänzungen sind nicht essenziell, kommen aber in unserem Körper vor (z. B. L-Carnitin). Wieder andere kommen in der Natur vor, sind aber weder essenziell noch in unserem Körper vorhanden – können aber die Gesundheit beeinflussen (z. B. Extrakte). Wenn Sie jetzt verwirrt sind – keine Sorge, die Grundlagen haben Sie schnell verstanden. Essenziell sind nur Vitamine, Mineralstoffe, Spurenelemente sowie einige Fett- und Aminosäuren.

Darüber hinaus gibt es unzählige Kombinationspräparate, die nicht nur einzelne hier genannte (Inhalts-)Stoffe enthalten, sondern Kombinationen daraus. Damit soll eine bestimmte gesundheitliche Wirkung entfaltet oder der Nährstoffbedarf besser gedeckt werden. Regelmäßig werden neue Nahrungsergänzungen entwickelt, neue Arten und neue Darreichungsformen angeboten– mal sind sie sinnvoll, mal fragwürdig.

Essenzielle und nicht-essenzielle Arten

Vitamine

Lebensnotwendige, organische (auf Kohlenstoff basierende) Substanzen.
Bekannte Beispiele: Vitamin A, Vitamin B_{12}, Vitamin C

Vitamin-Vorstufen

Vorstufen von Vitaminen, die im Körper in die aktive Form umgewandelt werden können.
Bekannte Beispiele: Cholecalciferol (Provitamin D_3), Betacarotin (Provitamin A)

Mineralstoffe

Anorganische (nicht auf Kohlenstoff basierende) Stoffe, für unseren Körper lebensnotwendig.
Sie werden unterteilt in Mengenelemente (Tagesbedarf liegt im höheren Milligramm- bis Gramm-Bereich, z. B. Kalium, Magnesium) und Spurenelemente (Tagesbedarf liegt im Mikro- bis unteren Milligramm-Bereich).

Kohlenhydrate
Einzel- oder Mehrfachzucker. Manche werden zur Unterstützung der Energieversorgung benötigt (z. B. Maltodextrin oder Ribose bei Sportlern), andere für gezielte Wirkungen (z. B. Mannose bei Blaseninfekten) eingesetzt.

Fette
Zusammen mit den Kohlenhydraten wichtige Energierohstoffe. Als Nahrungsergänzungen werden sie zur Unterstützung der Energieversorgung beim gleichzeitigen Wunsch nach einem stabilen Blutzucker (z. B. MCT-Öl), zur Deckung essenzieller Fettsäuren (z. B. Omega-3-Fettsäuren) oder für bestimmte, meist entzündungslindernde Eigenschaften (z. B. Nachtkerzenöl) eingesetzt.

Proteinogene Aminosäuren
Einzelbausteine unserer Proteine. Alle Proteine im Körper bestehen aus 21 verschiedenen Aminosäuren (proteinogene Aminosäuren), von denen acht essenziell sind.
Bekannte Beispiele: Glutamin, Glycin

Nicht-proteinogene Aminosäuren
Chemisch gesehen Aminocarbonsäuren bzw. Aminosulfonsäuren (»Aminosäuren«), jedoch keine Bausteine unserer Proteine. In der Regel haben sie eine stoffwechselaktivierende Wirkung.
Bekannte Beispiele: Kreatin, L-Carnitin, Taurin

Proteine
Proteinpräparate, die die Proteinzufuhr auf dem Nahrungsergänzungsweg erhöhen sollen. Die Tagesmenge liegt üblicherweise im Grammbereich (5–50 Gramm).
Ausnahmen bilden Proteine, die eine biologische Wirkung erzielen, aber nicht der Nährstoffzufuhr dienen, z. B. Bromelain und Papain sowie Verdauungsenzyme.
Bekannte Beispiele: Molkenprotein (»Whey«), Kollagen, Sojaprotein

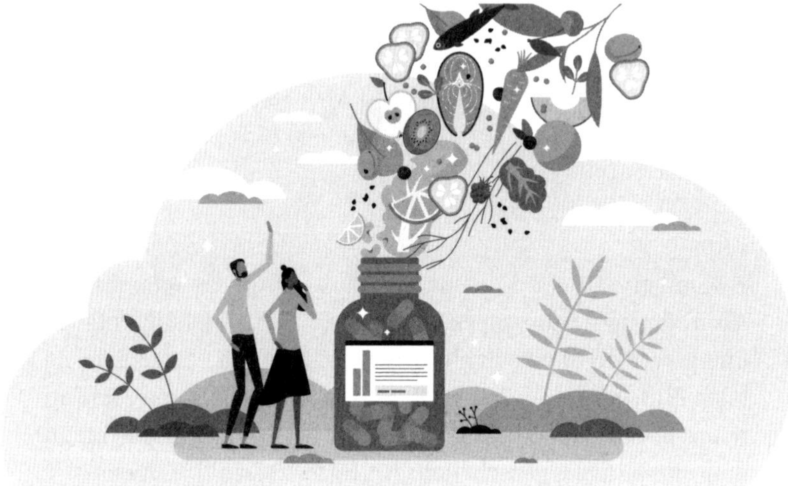

Idealerweise decken eine gesunde Ernährung in Kombination mit gezielter Nahrungsergänzung in hoher Qualität und guter Bioverfügbarkeit den Nährstoffbedarf.

Vitalstoffe und Vitaminoide

Stoffe, die im Körper vorkommen, jedoch nicht essenziell und keine Aminosäuren sind, und die Gesundheit oder Vitalität positiv beeinflussen können.

Bekannte Beispiele: Alpha-Liponsäure, Coenzym Q10, Hyaluronsäure

Hormone und Hormonvorstufen

Manche Stoffe, die in unserem Körper als Hormone wirken, sowie ihre Vorstufen, können als Nahrungsergänzungsmittel gekauft werden.

Bekannte Beispiele: GABA, 5-HTP (Vorstufe von Serotonin), Melatonin

Ballaststoffe

Für den Körper unverdauliche, d.h. nicht in Energie-Rohstoffe abbaubare Stoffe, welche in der Regel im Dickdarm durch unser Mikrobiom (»Darmflora«) abgebaut werden. Können aus ganzen,

getrockneten Lebensmitteln oder aus aufgereinigten Ballaststoffen bestehen.
Bekannte Beispiele: Baobab, Akazienfaser, resistente Stärke, Apfelpektin, Flohsamen

Superfoods/getrocknete Pflanzen, Mikroalgen und Vitalpilze
Getrocknete, meist pulverisierte Präparate aus Nahrungsmitteln mit besonders gesunden Eigenschaften, sogenannten Superfoods. Dies sind in der Regel Pflanzen oder Vitalpilze. Manchmal als loses Pulver, manchmal als Kapseln oder Tabletten erhältlich.
Bekannte Beispiele: Maca (auch Peru-Ginseng), Ashwagandha (auch Schlafbeere oder Winterkirsche), Hagebutten, Kelp (Tang), Chlorella

Extrakte
Auszüge aus ganzen Nahrungsmitteln mit dem Ziel, bestimmte Inhaltsstoffe aufzukonzentrieren und die Bioverfügbarkeit zu steigern. Diese Extrakte können in flüssiger Form wie auch in fester Form (Pulver, Kapseln oder Tabletten) eingenommen werden.
Bekannte Beispiele: OPC, Kurkuma-Extrakt, Astaxanthin, Weihrauch-Extrakt, CBD-Öl.

Bindemittel
Zur Bindung grober (z.B. Verdauungsrückstände, Mikroorganismen) oder feiner (z.B. Toxine, Schwermetalle) Stoffe im Magen-Darm-Trakt.
Bekannte Beispiele: Aktivkohle, Heilerde, Zeolith, Bentonit

Probiotika
Nicht nur Ballaststoffe als Futter für unser Mikrobiom, auch lebendige Mikroorganismen können als Nahrungsergänzung eingenommen werden, um unser Mikrobiom zu unterstützen oder um Darminfekte zu bekämpfen. Als Probiotika gelten nur solche Mikroorganismen, welche sich im Darm ansiedeln und positive Eigenschaften entfalten können. Neuerdings können Probiotika

nicht nur lebendige Mikroorganismen, sondern auch Sporen aus bestimmten Arten (z. B. Bacillus subtilis) enthalten.
Bekannte Beispiele: *Laktobazillus rhamnosus* und andere Laktobazillen (Milchsäurebakterien), *Saccharomyces boulardii* (probiotischer Hefestamm), *E. coli Nissle 1917* (probiotischer E. coli-Stamm)

Kombinationspräparate

Darüber hinaus gibt es unzählige Kombinationspräparate, die nicht nur einzelne hier genannte (Inhalts-)Stoffe enthalten, sondern Kombinationen daraus. Damit soll eine bestimmte gesundheitliche Wirkung entfaltet oder der Nährstoffbedarf besser gedeckt werden.

Manche Nahrungsergänzungen lassen sich aber in keine uns bekannte Schublade stecken, und regelmäßig werden neue Nahrungsergänzungen entwickelt, neue Arten und neue Darreichungsformen angeboten – mal sind sie sinnvoll, mal fragwürdig. Auch diese Arten von Nahrungsergänzungsmitteln sollen deshalb hier der Vollständigkeit halber genannt werden. Bekannte Beispiele sind: Kolloide, Bachblüten, Betain-HCl (als gepufferte Magensäure zur Verdauungsverbesserung, für Sportler bzw. den »Pump-Effekt«, oder zur Homocystein-Senkung).

Verschiedene Darreichungsformen

Die Darreichungsform ist die Form, in der ein Stoff angeboten und eingenommen wird. Wir unterscheiden bei Nahrungsergänzungen folgende feste Darreichungsformen:

- **Tablette**: Gepresstes Pulver
- **Pressling**: Kleine, runde Tablette, meist aus einem pflanzlichen Rohstoff (z. B. Kelp, Chlorella)
- **Hartkapsel**: Pulver oder Granulat in einer Hartkapsel aus Rinder-Gelatine oder HPMC (Hydroxy-Propyl-Methyl-Cellulose, also modifizierter Pflanzenfaser)
- **Weichkapsel**: Flüssigkeit in einer Hülle, meist aus Rinder-Gelatine, z. B. bei Fischöl-Kapseln üblich
- **Granulat**: Gekörnter Feststoff, jedoch kleine Körnchen – meist wasserlöslich
- **Dragee**: Mit Zucker überzogene Tablette
- **Sachet**: Vorportionierte Einzeldosen mit Nahrungsergänzungen in kleinen Tütchen, meist mit Pulver oder verschiedenen Kapseln, Presslingen oder Tabletten gefüllt.
- **Pulver**: nun ja, einfaches Pulver eben, das mittels Waage oder mitgelieferter Dosierungshilfe (z. B. kleinen Löffelchen) dosiert werden kann

Darüber hinaus gibt es für Nahrungsergänzungen noch die folgenden, eher wenig gebräuchlichen Darreichungsformen:

- Sirup
- Saft
- Lutschtablette (nützlich für im Hals-Rachen-Bereich wirksame Substanzen, z. B. Zink und Zistus für deren antivirales Potenzial)
- Brausetablette

Vorgaben für Nahrungsergänzungen

Zulassung

Nahrungsergänzungsmittel sind grundsätzlich frei verkäuflich und können im Einzelhandel oder online erworben werden. Sie unterliegen dabei einer Reihe von Regelungen und Beschränkungen: So gibt es eine Liste an Substanzen oder Naturstoffen, die ihrer Definition nach als Nahrungsergänzungsmittel verkauft werden dürfen, und bestimmte Vorgaben, in welcher Dosis oder Menge. Die festgelegte Tagesdosis darf nicht höher deklariert, also auf der Verpackung empfohlen werden, als in diesen Vorgaben festgelegt, andernfalls fällt das betreffende Nahrungsergänzungsmittel bereits unter das Arzneimittelgesetz. Das ist auf EU-Ebene geregelt und so zumindest ein kleiner Schutz für die Käufer vor toxischen Substanzen. Andernfalls könnten rein hypothetisch auch Extrakte aus *Amanita phalloides* oder Lutschtabletten aus *Hydrargyrum* im Handel erscheinen. Klingt zwar interessant – sollte es aber nicht. Es handelt sich hierbei nämlich um den grünen Knollenblätterpilz und um Quecksilber, zwei Stoffe, die Sie lieber nicht in Ihrem Körper wissen möchten.

Die Regelungen der Novel-Food-Verordnung

In der EU fallen Nahrungsergänzungsmittel unter die Lebensmittelvorschriften, denn nach dem allgemeinen Lebensmittelrecht gelten sie als Lebensmittel. Die Novel-Food-Verordnung schreibt vor, dass in der EU nur solche Lebensmittel als Nahrungsmittel verkauft werden dürfen, die vor dem Inkrafttreten der Novel-Food-Verordnung innerhalb der EU in nennenswertem Umfang zum Verzehr in den Handel gebracht wurden. Ist ein Lebensmittel also schon länger (d. h. mindestens 25 Jahre) ein gängiges Lebensmittel in der EU, bekommt es in der Regel nach einer Sicherheitsprüfung auch die Zulassung. Ansonsten gilt es als »Novel Food«, als neuartiges Lebensmittel, und wird nur nach einem langwierigen Prozedere zugelassen.

So lässt sich zwar verhindern, dass hierzulande unbekannte Lebensmittel vom anderen Ende der Welt und mit fragwürdiger Gesundheitswirkung von findigen Firmen als »neues super-duper-Superfood« angepriesen und verkauft werden. Nicht alles, was exotisch klingt, ist auch gesund und ungefährlich. Doch es kommt durchaus vor, dass auch Lebensmittel, die in Europa seit langer Zeit als Naturheilmittel eingesetzt werden und über eine hohe wissenschaftliche Evidenz verfügen, teils noch als Novel Food gelten –, wie etwa die Schmetterlingstramete. Andere Stoffe gelten EU-weit immer noch als Novel Food, obwohl sie bereits seit Langem in Europa bekannt sind und außerhalb der EU erfolgreich als Naturheilmittel eingesetzt werden. Da die Novel-Food-Verfahren der EU teilweise langatmig sein können, finden manche Lebensmittel dennoch – an den vorgeschriebenen Regeln vorbei – ihren Weg in den Handel. So ist Jiaogulan, in China als »Kraut der Unsterblichkeit« bekannt, als Aromakraut zu erwerben. CBD-Öl, das offiziell nicht als solches verkauft werden darf, wird als CBD-reiches Aromaöl oder Mundaroma-Öl verkauft.

Zugegeben: Einige als Nahrungsergänzungen zugelassene Produkte sind eher zweifelhaft, und es stellt sich wirklich die Frage, wie sie ihre Zulassung erhalten haben. Dennoch verwundert es, dass manche Naturstoffe, die als sicher und effektiv gelten, in der EU nicht zugelassen sind. Es ist gut, dass es Regulierungen gibt, die den Verbraucher schützen sollen, sodass der Markt halbwegs reguliert wird. Doch die Verfahren sind nicht immer nachvollziehbar, und mehr Entscheidungstransparenz und Nachvollziehbarkeit wären hier mit Sicherheit sinnvoll.

Qualität und Sicherheit

Für Arzneimittel gelten andere Regelungen und Vorgaben als für Lebensmittel und für Nahrungsergänzungsmittel. Hier müssen von den Produzenten der gesamte Produktionsprozess, Sicherheit, Qualität und Reinheit im Sinne des »Good Manufacturing Practice« (gute Herstellungspraxis) gewährleistet werden. Bei

Nahrungsergänzungsmitteln hingegen ist dies nicht der Fall. Ein Nahrungsergänzungsmittel muss lediglich beim Bundesamt für Verbraucherschutz und Lebensmittelsicherheit (BVL) unter Angabe der Inhaltsstoffe gemeldet werden. Die Inhaltsstoffe (was und wie viel) müssen dabei den gesetzlichen Vorgaben entsprechen.

Das BVL führt stichprobenartige Analysen aller Nahrungsergänzungen auf dem Markt durch und prüft Inhaltsstoffe, Reinheit, Schadstoffgehalt und vieles mehr. Hier kommen manchmal unschöne Dinge an die Oberfläche und lassen Nahrungsergänzungen in schlechtem Licht dastehen – oft ein gefundenes Fressen für die Kritiker. Doch leider fallen durch die nur stichprobenartig stattfindende Prüfung immer noch viel zu viele unredliche Hersteller durchs Raster, die mit ihren Produkten die Gesundheit ihrer Kunden gefährden, weshalb es am Gesetzgeber wäre, im Sinne des Verbraucherschutzes die Zulassungs- und Qualitätstestung sowie die Qualitätsnachweise für Nahrungsergänzungen neu und strikter zu regeln.

Qualität und Reinheit eines Produktes müssen vom Hersteller gewährleistet werden – allerdings sind viele Hersteller hauptsächlich auf eine gute Rendite aus und nicht auf Gesundheitsförderung. Durch die bisher eher durchlässigen Kontrollen gehen viele das Risiko ein und verwenden minderwertige Grundstoffe. Leider kommt das sowohl bei den eher hochpreisigen als auch bei Drogerie-Produkten vor. Bis es hier strengere und durchsetzungsfähigere Regelungen gibt, empfehle ich Ihnen die folgenden Möglichkeiten, wenn Sie Nahrungsergänzungen sinnvoll einsetzen möchten: Sie bilden sich selbstständig weiter, recherchieren und finden Hersteller, denen Sie vertrauen können und die hochwertige, qualitätsvolle Produkte herstellen und Ihnen gegebenenfalls chemische Analysen und Reinheitsanalysen für ihre Produkte vorlegen können. Sie vertrauen auf jemanden, der Ihnen eine Empfehlung für gute Produkte und Hersteller gibt und der die obigen Recherchen und Analysen für Sie eingeholt hat. Weitere Hinweise zu seriösen Anbietern finden Sie in der Liste mit Herstellern

und Produkten, die ich über die Jahre meiner Arbeit als Unternehmensberater, durch Recherchen oder als »menschliches Versuchskaninchen« als einwandfrei befunden habe:
https://schnelleinfachgesund.de/shop/

Arzneimittel oder Nahrungsergänzungsmittel?

Ein **Arzneimittel** hat bestimmte pharmakologische, also eindeutig bekannte und beschriebene gesundheitliche Wirkungen. Diese wurden in großangelegten und langwierigen Studien bestätigt. Arzneimittel sind dem Arzneimittelrecht unterworfen. Sie durchlaufen etliche Prüfverfahren und werden bei der Europäischen Zentralbehörde zugelassen. Die Dosierungen werden in diesem Verfahren ebenfalls geprüft und festgelegt.

Im Unterschied dazu darf ein **Nahrungsergänzungsmittel** keine pharmakologischen Wirkungen haben, andernfalls wäre es ein Arzneimittel. Es darf nur zur Deckung des Nährstoffbedarfs oder zur Unterstützung und Stärkung der Gesundheit verkauft werden. Bei bestimmten Nährstoffen sind allgemein gültige gesundheitsbezogene Aussagen, »Health Claims«, von der EU vorgegeben, (z. B. »Vitamin C ist zur Gesunderhaltung der Blutgefäße notwendig«). Hersteller von Nahrungsergänzungen dürfen darüber hinaus nichts über mögliche Wirkungen ihrer Produkte schreiben.

Bevor über ein Nahrungsergänzungsmittel gesundheitliche Aussagen getätigt werden dürfen und es in den Adelsstand der Arzneimittel erhoben wird, sind, wie gesagt, großangelegte, langjährige Studien nötig. Diese Studien sind teuer – sehr teuer sogar, und können in der Regel nur von großen Firmen finanziert werden. Es sei jedoch gesagt, dass auch Nahrungsergänzungen gesundheitliche Effekte erzielen können, ohne dass sie offiziell als Arzneimittel zugelassen sind. Denn nicht jeder Apfel hat eine Lobby, welche solche Studien bezahlen könnte.

Was für Nahrungsergänzungsmittel spricht

Sie haben nun schon sehr viel über die verschiedenen Arten von Nahrungsergänzungen, deren Darreichungsformen und Anwendungsregeln erfahren. Nun ist es Zeit, konkreter zu werden.

Nahrungsergänzungen sind Werkzeuge

Ich wiederhole es gern noch einmal: Nahrungsergänzungen sind Werkzeuge. Sie können damit viel für Ihre Gesundheit tun, in Eigenregie oder zusammen mit einem geeigneten Therapeuten. Sie können mit den Werkzeugen aber auch Schaden an sich selbst anrichten. Daher ist es immer wichtig zu beachten, wie und wofür Sie dieses Werkzeug anwenden möchten. In vielen Inhalten in diesem Buch werde ich mich auf die Deckung des Nährstoffbedarfs beziehen – bei anderen auf bestimmte andere Anwendungen. Sehen wir uns also an, was konkret für die Verwendung von Nahrungsergänzungen spricht.

Jeder hat Nährstoffdefizite

Es wird intensiv darüber diskutiert, ob Nahrungsergänzungen zur Deckung des Nährstoffbedarfs überhaupt notwendig sind. Hier sind die Informationen widersprüchlich: Während die einen argumentieren, Deutschland sei kein Vitaminmangel-Land, und vor der Überdosierung mit Nährstoffergänzungen warnen, gibt es mindestens genauso viele Berichte über weit verbreitete Nährstoffdefizite bei den Menschen hier in Deutschland – und auch in anderen europäischen Ländern.

Ich habe in den letzten Jahren Hunderte Blut- und Nährstoffanalysen von Klienten gesichtet und bin im Austausch mit Medizinern verschiedener Sparten sowie mit Heilpraktikern, die mir aus ihrer eigenen Praxis bestätigen: Jeder hat Nährstoffdefizite. Es ist schlichtweg nicht möglich, über die Ernährung – und sei sie noch so gesund – alle für unseren Körper essenziellen Nährstoffe in ausreichender Menge zuzuführen. Warum das so ist, kann verschiedene Ursachen haben.

Liegt ein Nährstoffdefizit im Körper vor, gibt es verschiedene Möglichkeiten, damit umzugehen: Entweder, Sie führen Anpassungen in Ihrer Ernährung durch und hoffen, das Defizit dadurch zu beseitigen. Oder Sie ergänzen gezielt fehlende Nährstoffe. Es geht nicht darum, blind Nährstoffe einzunehmen in der Hoffnung, dass es »schon irgendwie hilft«. Aber wenn ein Mangel vorliegt und Sie diesen Mangel über die Ernährung nicht decken können oder möchten, dann kann es durchaus sinnvoll sein, diesen Mangel über die Einnahme von Nahrungsergänzungen zu beseitigen.

Blick auf unsere Ernährung

Wir ernähren uns heutzutage überwiegend von:

- Getreide, das in Europa erst vor 6000 Jahren eingeführt wurde und durch Zucht immer mehr verändert wurde,
- Milchprodukten, die erst vor etwa 4000–5000 Jahren eingeführt wurden,
- industriellen Speiseölen, die vor ca. 150 Jahren eingeführt wurden,
- Massentierhaltungsprodukten, die vor 100 Jahren eingeführt wurden,
- Zucker, vor 150 Jahren eingeführt,
- Fast Food, ca. 60 Jahre »alt«.

Erstrebenswert wäre eine Ernährung, die sich zusammensetzt aus:

- Obst,
- Gemüse,
- Nachtschattengewächsen,
- stärkereichen Wurzeln,
- Beeren,
- Pilzen,
- Fleisch und Innereien aus artgerechter Haltung,
- Fisch und Meeresfrüchten,
- Eier aus artgerechter Haltung,
- Wildkräutern, Gewürzen, Kräutern, Tee sowie Kaffee.

Studien zur Untersuchung der Nährstoffversorgung

Jeder von uns kann heute unkompliziert eine Blutanalyse veranlassen und seine Nährstoffversorgung überprüfen lassen, denn das Blut ist unsere Nährstoff-Autobahn im Körper und spiegelt die Nährstoffversorgung gut wider. In einigen bekannten und groß angelegten Studien wurde die Nährstoffversorgung in der Bevölkerung untersucht. Einige legten eine große Vielfalt an Nährstoffen zugrunde, andere nur einzelne. Auf zwei Studien möchte ich hier gerne kurz eingehen:

Die Nationale Verzehrsstudie II

Die Nationale Verzehrsstudie II (NVS II) war eine zwischen 2005 und 2015 durchgeführte Studie in Deutschland, um Ernährungsgewohnheiten, Einkaufsverhalten, Kochfertigkeiten, Ernährungswissen und die Nährstoffversorgung der Bevölkerung einzuschätzen. Zunächst wurden zwischen November 2005 und Januar 2007 Daten rund um Ernährung, Wissen und Gewohnheiten erhoben. Die langfristige Beobachtung des Ernährungsverhaltens in Deutschland erfolgte in den Jahren 2008 bis 2015 im Rahmen des Nationalen Ernährungsmonitorings (NEMONIT). Im Auftrag des BMEL (Bundesministerium für Ernährung und Landwirtschaft) befragt das MRI (Max Rubner-Institut) einmal im Jahr ein Panel aus etwa 2000 Personen zwischen 18 und 80 Jahren, die bereits an der NVS II teilgenommen hatten (bmel.de, 2023). Eine Nationale Verzehrsstudie III wird übrigens aktuell durchgeführt und geht bis 2025 (Fisa online, 2023).

Das Max Rubner-Institut war bei der Durchführung und Auswertung der Nationalen Verzehrsstudie II federführend. Das Institut ist ein Bundesforschungsinstitut für Ernährung und Lebensmittel. Es ist eine Bundesoberbehörde und dem Bundesministerium für Ernährung und Landwirtschaft zugeordnet. Der Forschungsschwerpunkt liegt im gesundheitlichen Verbraucherschutz im Ernährungsbereich. Interessant sind die Ergebnisse aus der Studie in Bezug auf die Nährstoffversorgung durch die Ernährung. Schaffen es die Menschen in Deutschland, über die Ernährung ausreichend Nährstoffe aufzunehmen? Das sollte doch einen wichtigen Hinweis auf das Vorkommen von Nährstoffdefiziten liefern.

Sehen wir uns die Studienergebnisse an. Die Nährstoffzufuhr ist immer bezogen auf die D-A-CH-Referenzwerte (Referenzwerte für die tägliche Zufuhr von Energie und Nährstoffen):

- **Vitamin D**: 82 % der Männer und 91 % der Frauen erreichen die empfohlene tägliche Zufuhr nicht.
- **Vitamin E:** 48 % der Männer und 49 % der Frauen erreichen die empfohlene tägliche Zufuhr nicht.
- **Vitamin B_9** (Folat): 79 % der Männer und 86 % der Frauen erreichen die empfohlene tägliche Zufuhr nicht.
- **Vitamin B_{12}**: 8 % der Männer und 26 % der Frauen erreichen die empfohlene tägliche Zufuhr nicht.
- **Vitamin C**: 32 % der Männer und 29 % der Frauen erreichen die empfohlene tägliche Zufuhr nicht.
- **Magnesium**: 26 % der Männer und 29 % der Frauen erreichen die empfohlene tägliche Zufuhr nicht.
- **Eisen**: Insgesamt erreichen 14 % der Männer und 58 % der Frauen die empfohlene tägliche Zufuhr nicht.
- **Jod**: Ohne die Verwendung von jodiertem Speisesalz liegen 96 % der Männer und 97 % der Frauen unter der Empfehlung für die Jodzufuhr. Unter Verwendung von jodiertem Speisesalz für alle Rezepte und Mischungen liegen nur noch 28 % der Männer und 53 % der Frauen unter der Empfehlung für die Jodzufuhr.
- **Zink**: 32 % der Männer und 21 % der Frauen erreichen die empfohlene tägliche Zufuhr nicht.

Oha! Das ist nicht wenig – und diese Ergebnisse stammen aus einer der größten jemals in der D-A-CH-Region durchgeführten Studien zur Erfassung der Ernährung. Ganz so idealtypisch scheint es also auch in Deutschland nicht um die Nährstoffversorgung bestellt zu sein und zu differenzieren ist hier durchaus angebracht, auch wenn es um Themen wie gesunde Ernährung und Deckung des Nährstoffbedarfs geht.

Insgesamt gibt es ca. 50 essenzielle Nährstoffe, die wir über die Ernährung aufnehmen müssen. Von diesen wurden in der Nationalen Verzehrsstudie II nur ein gutes Dutzend untersucht – wir können also davon ausgehen, dass ein hoher Anteil der Bevölkerung es nicht schafft, seinen Nährstoffbedarf über die Ernährung zu decken. Wir sollten also in jedem Fall unsere Ernährung gesünder gestalten, sodass wir, wenn eine ausreichende Bedarfsdeckung über die Ernährung nicht möglich ist, möglichst wenig Nahrungsergänzung benötigen. Wie eine gesunde Ernährung heute aussehen kann, stelle ich Ihnen ab Seite 37 im Detail vor.

Vitamin D – Studie des Robert Koch-Instituts

In der Nationalen Verzehrsstudie II wurde die Vitamin-D-Aufnahme über die Ernährung untersucht. Fairerweise sollte gesagt sein, dass Vitamin D größtenteils über die Sonne aufgenommen wird – oder korrekt ausgedrückt, das aktive Vitamin D wird nach einer Reihe von Reaktionen gebildet, an dessen Beginn die UV-B-Strahlung steht. Diese trifft in unserer Haut auf 7-Deoxy-Cholesterol – dieser Stoff wird durch die UV-B-Strahlung verändert, es entsteht ein neuer Stoff, welcher anschließend in Leber und Niere zu Vitamin D umgewandelt wird. Wir sollten also bei Vitamin D nicht auf die Ernährung schauen, sondern auf die Blutwerte. Zur Erfassung der Vitamin-D-Versorgung hat das Robert Koch-Institut (Robert Koch-Institut, 2023) im Jahr 2016 eine Studie veröffentlicht. Dabei wurden die Vitamin-D-Blutwerte im Jahreszeitenverlauf untersucht.

Für eine mangelhafte Versorgung wurde ein Schwellenwert von 30 nmol/l (= 12 ng/ml) herangezogen. Mangelhaft bedeutet in Wissenschaftskreisen: Vitamin-D-Insuffizienz oder klinischer Mangel. Also zu wenig. Zu wenig bedeutet, es kann zu Mangelerscheinungen und schweren gesundheitlichen Beeinträchtigungen kommen. Im Winter haben mindestens 50 % der Bevölkerung einen solchen Mangel. Im Frühling immer noch 40 %. In Sommer und Herbst wenig, da hier der Sonnenstand ausreichend ist, um Vitamin D auf der Haut zu bilden.

Eine suboptimale Versorgung wird mit 30–50 nmol/l oder 12–20 ng/ml angegeben. In Wissenschaftskreisen ist auch dies noch ein Mangelzustand – auch der optimistisch anmutende Begriff »suboptimale Versorgung« ändert nichts daran. Addieren wir die Mengen aus mangelhafter und suboptimaler Versorgung in Winter und Frühling, ergibt sich ein Mangel von 85 % (im Winter) und 75 % (im Frühling). Das bedeutet, im Winter und Frühling hat ein Großteil der Bevölkerung einen Vitamin-D-Mangel – unter der Prämisse, dass 50 nmol/l bzw. 20 ng/ml eine ausreichende Versorgung darstellen. Der »Entdecker« der aktiven Vitamin-D-Formen, der US-amerikanische Arzt und Biochemiker Michael Holick, schlägt in seinen Studien ein Minimum von 30 ng/ml vor (Holick, Binkley, Bischoff-Ferrari, & Gordon, 2011), da ein Blutwert von unter 30 ng/ml das Risiko für Infektionserkrankungen, Autoimmunerkrankungen und sogar Krebs stark erhöht. Unter diesem Gesichtspunkt erreichen in Deutschland über 90 % der Bevölkerung in Winter und Frühling keinen gesunden Vitamin-D-Spiegel, im Herbst sind es mindestens 60 %, im Sommer immer noch 50 %. Deutschland ist also mit Blick auf die Studienevidenz durchaus ein Vitamin-Mangelland.

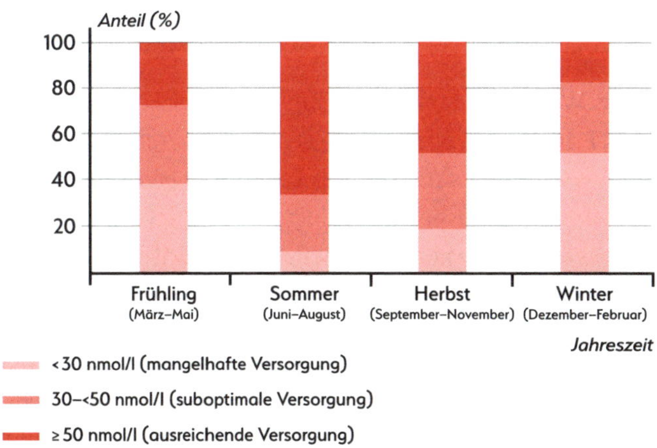

Die Vitamin-D-Blutwerte im Jahreszeitenverlauf nach einer Studie des Robert Koch-Instituts.

Nährstoffdefizite sind individuell

Jeder Mensch hat einen anderen Alltag, andere Ernährungsgewohnheiten, reagiert anders auf Stress, treibt viel oder wenig bis keinen Sport, hat Vorerkrankungen, nimmt Medikamente ein oder weist bestimmte genetische Veranlagungen auf. Daher sind Nährstoffdefizite immer etwas Individuelles, das gemessen und analysiert werden sollte. So können Sie Ihrem Körper die besten Voraussetzungen geben, um gesund und vital zu sein und zu bleiben. Nährstoffe sind die Baustoffe, aus denen Ihr Körper alles baut – von Muskeln, Knochen, Zellen, Proteinen, Hormonen, Enzymen bis zu Ihren Haaren. Dafür braucht Ihr Körper das richtige Baumaterial in der richtigen Menge.

Sind Nährstoffe nicht ausreichend vorhanden, können körperliche Prozesse nicht oder nur eingeschränkt ablaufen. Es kommt zu Problemen und Beschwerden, die sich als Symptome oder Krankheitsbilder direkt oder indirekt, indem sie die Krankheitsentstehung begünstigen, bemerkbar machen. Regenerations- und Selbstheilungsprozesse können nicht effektiv stattfinden und zu vorzeitiger Alterung und Degeneration führen. Eine wichtige Grundvoraussetzung für unsere Gesundheit ist es, dem Körper alles zu liefern, was er benötigt. Unsere Ernährung ist genau dafür da.

Wir essen folglich, um unseren Körper mit drei wichtigen Dingen zu versorgen:

1. Energie. Wir essen, damit unser Körper daraus Energie in Form von ATP herstellen kann. ATP ist unser Energie-Rohstoff im Körper – wir essen, damit unsere Zellen ATP erzeugen und die im ATP-Moleküle gespeicherte Energie für ihre lebenserhaltenden Prozesse nutzen können. Über ATP und Zell-Energie gibt es mein ebenfalls im Herbig-Verlag erschienenes Buch »Zell-Reset«, das sich nur diesem Thema widmet.
2. Nährstoffe. Wir essen, um unseren Körper mit Nährstoffen zu versorgen – diese kann er selbst nicht herstellen, daher müssen wir sie von außen zuführen.
3. Informationen. Nahrung liefert unserem Körper nicht nur Energie und Nährstoffe, sondern auch Informationen, die fein-

stofflich (»energetisch«) sind oder die wir noch nicht wissenschaftlich greifbar machen können. Deswegen ist es gesünder, sich frisch, regional und saisonal zu ernähren, mit unverarbeiteten Lebensmitteln. Es macht einen Unterschied, ob Sie Erdbeeren im Sommer frisch vom Feld essen, oder im Februar die importierten Supermarkt-Erdbeeren aus Chile. Sie schmecken anders, und sie haben einen anderen Gesundheitswert.

Es ist relativ leicht zu erfahren, ob Sie genügend Energie zuführen – Ihr Körperfettanteil, Ihre Muskelmasse, die Sättigung nach dem Essen und andere Faktoren geben hier direktes Feedback, und Sie können einschätzen, ob Sie genug essen oder ob es noch mehr sein darf. Doch wie ist es mit Nährstoffen? Wie finden Sie heraus, ob Sie genug Magnesium oder Omega-3-Fettsäuren aufnehmen?

Hochwertige Lebensmittel reichen nicht aus

Es gibt noch viele weitere Studien zu einzelnen Nährstoffen und der Nährstoffversorgung in Deutschland, die hier jedoch den Rahmen sprengen würden. Zu vielen dieser Nährstoffe finden Sie im weiteren Verlauf des Buches Informationen. Wir können jedoch an dieser Stelle noch einmal festhalten: Der Großteil der Bevölkerung schafft es nicht, über die Ernährung genügend Nährstoffe aufzunehmen und über die Sonne und die Ernährung zum Beispiel einen ausreichenden Vitamin-D-Spiegel zu erreichen. Dies ist durch die eben zitierten Studien belegt, und dies zeigen auch die folgenden Beispiele:

Um einen gesunden Omega-3-Spiegel (Omega-3-Index > 8 %) zu erreichen, sind täglich etwa 2 g Omega-3-Fettsäuren aus tierischen Quellen oder Algen nötig. Das entspricht 14 g pro Woche – und etwa 2–4 kg Fisch pro Woche, was nicht nur eine Menge Fisch ist, sondern auch eine Menge Schwermetalle, die in den Körper gelangen. Wer regelmäßig Sport treibt, Kaffee trinkt und einen intensiven Arbeitsalltag hat, benötigt etwa 500 mg Magnesium für einen gesunden Blutwert. Das entspricht täglich 250 g Nüssen, 500 g dunklen Schokolade oder 600 g Brokkoli. Ist unser Teilnehmer eine Teilnehmerin, beträgt der Tagesbedarf an Eisen 15 mg – sie

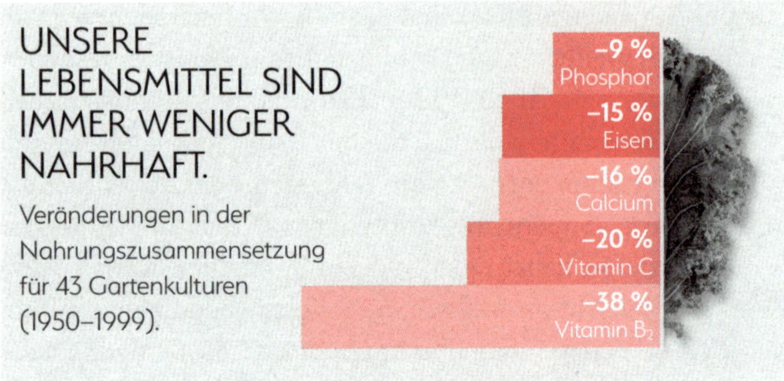

Im Vergleich über die Jahrzehnte hat der Gehalt der Mineralstoffe und Spurenelemente massiv abgenommen.*

müsste also täglich 300–500 g Fleisch oder 500–800 g Spinat und glutenfreies Getreide wie Hirse oder Hafer zu sich nehmen, um den Eisenbedarf zu decken. Bei einigen Vitalstoffen, die unser Körper zwar selbst herstellen kann, aber mit zunehmendem Alter die Produktion nachlässt, wird es kompliziert: Hier müsste 1–2x wöchentlich Herz oder Leber auf dem Teller landen für eine gute Versorgung mit Coenzym Q10 oder L-Carnitin. Bei Vegetariern wird es noch schwerer.

Es ist sicherlich möglich, mit Fokus auf einen oder wenige Nährstoffe die Ernährung anzupassen – aber den Überblick über alle Nährstoffe in ausreichender Menge zu behalten, ist schwer, weil schlichtweg zu große Mengen an Lebensmitteln nötig wären. Aber wie sieht denn nun eine gesunde Ernährung aus, die uns mit einer ausreichenden Menge und Bandbreite an Nähr- und Vitalstoffen versorgt? Wenn es nicht möglich ist, über eine gesunde Ernährung alle wichtigen Nährstoffe aufzunehmen, wie hat der Mensch überhaupt so lange überlebt?

* Davis, D.R., Epp, M.D. & Riordan, H.D. (2004). Changes in USDA food composition data for 43 garden crops, 1950-1999. *Journal of the American College of Nutrition*, 23(6), 669-682

Extra: Was macht eine gute Ernährung aus?

Die Ernährung ist unter anderem dazu da, uns mit einer großen Menge und Bandbreite an Nähr- und Vitalstoffen zu versorgen. Hierzu gibt es viele interessante wissenschaftliche Untersuchungen und es wurden sicher schon unzählige Diskussionen darüber geführt, welche Ernährungsform denn nun »die beste« sei. Ich bin der Meinung, es gibt mehrere Wege zur gesunden Ernährung und wir sollten uns frei von Dogmen darüber unterhalten, wie wir, angepasst an unsere individuellen Bedürfnisse und Vorlieben, unserem Körper Gutes tun können. Wenn Sie also aus ethischen Gründen kein Fleisch oder tierische Produkte essen möchten, sollte auch das kein Problem sein.

Worin sich alle Ernährungsformen einig sind:

- Frisches Wasser, möglichst gefiltert oder aus natürlichen Quellen trinken
- Ungesüßte Getränke: Kaffee, Tee, Kräutertee, Gemüsesäfte, Fermente (z. B. Kombucha, Wasserkefir) trinken
- Regional und saisonal (aus der Region und, wenn es Saison hat) essen
- Möglichst frische Lebensmittel essen
- Möglichst unverarbeitete, natürliche und zusatzstofffreie Lebensmittel zuführen
- Wenn möglich, Bioqualität (höherer Nähr- und Vitalstoffgehalt, besser für Landwirtschaft und Umwelt)
- Wenn tierische Produkte, dann aus artgerechter Haltung
- Wenn Fleisch, dann »Nose-to-tail« (das ganze Tier), da weniger edle Teile wie Innereien und Schmorfleisch mehr Nährstoffe enthalten als edle Teile (z. B. Steak, Filet)
- Liebevoll und mit Geduld zubereiten und gemeinsam mit lieben Menschen essen (nicht nur was, auch wie gegessen wird, ist ebenso von Bedeutung)

In diesen Punkten gehen die verschiedenen Ernährungsformen konform. Das schließt bereits 80 % der Produkte, die in einem üblichen Supermarkt zu finden sind, aus, und erleichtert die Auswahl etwas.

Welche Lebensmittel enthalten nun am meisten Nährstoffe und versorgen den Körper mit dem, was er braucht? Der US-Forscher Prof. Dr. Loren Cordain hat dazu viele hochwertige Studien veröffentlicht, von denen eine besonders herausragt (Cordain, Eaton, Sebastian, & Mann, 2005): Darin hat er untersucht, welche Lebensmittel am meisten Nährstoffe enthalten – nicht nur die größte Menge und Vielfalt, sondern auch eine gute Bioverfügbarkeit. Letztere ist sehr wichtig, da viele Lebensmittel mit eher gesundem Image, wie z. B. Vollkorngetreide und Nüsse, in Wahrheit eine ungünstige Bioverfügbarkeit aufweisen und die darin enthaltenen Nährstoffe für unseren Körper nicht sehr zugänglich sind. Im Zuge der Studie stach eine Ernährungsweise als besonders gut hervor:

Es war diejenige, die sich an der Ernährung unserer Vorfahren aus der Steinzeit – den Jägern und Sammlern – orientiert. Eine, die nährstoffarme Grundnahrungsmittel wie Getreide, Hülsenfrüchte, industrielle Speiseöle, Zucker und industriell verarbeitete Lebensmittel minimiert und jene Lebensmittel, die seit Urzeiten auf unserem Speiseplan liegen, bevorzugt mit einbezieht. Natürlich sollten wir auch weiterhin frei von Dogmen bleiben und uns lediglich daran orientieren – zumal die durch Prof. Cordain bekannt gewordene »Paleo-Ernährung« oder »Steinzeiternährung« teils dogmatisch ausgelegt und teils als reine »Fleisch-Diät« bezeichnet wurde, was an der Realität leider arg vorbeigeht. Daher hat sie es nie in den Mainstream geschafft.

Dennoch: Nehmen wir die oben genannten Grundregeln für eine gesunde Ernährung, kombinieren sie mit dem Speiseplan unserer Vorfahren aus der Steinzeit und passen sie so an, dass sie für einen zivilisierten Menschen im 21. Jahrhundert alltagstauglich ist, landen wir bei folgendem Ernährungsplan:

- Obst, Gemüse, Beeren und Pilze – möglichst bio, frisch, saisonal, regional
- Nüsse und Samen in geringen Mengen
- Kaffee und Tee
- Fleisch aus artgerechter Haltung (auch Innereien, Knochenbrühe)

- Bio-Eier
- Fisch aus arktischem Wildfang (möglichst kleine Fische, da geringe Schwermetall-Belastung)
- Meeresfrüchte und Algen
- Gewürze, Kräuter und Wildkräuter
- Sprossen, Keimlinge und Microgreens (auf Erde angebautes Junggemüse/Keimlinge ...)
- Glutenfreies Getreide (z. B. Reis, Buchweizen, Hirse)
- Glutenhaltiges Getreide wie Weizen, Roggen, Gersten, Dinkel vorzugsweise als Sauerteigprodukte
- Honig
- Fermentiertes Gemüse, fermentierte Getränke
- Hochwertige, kaltgepresste Öle (z. B. Olivenöl, Kokosöl)
- Tierische Fette (z. B. Butter)
- Milchprodukte aus Weidemilch (in Maßen) – v. a. Rohmilch, Butter, Naturjoghurt, Hartkäse
- Hülsenfrüchte, sofern gekeimt oder eingeweicht und gut abgekocht

Diese Lebensmittelauswahl enthält den höchsten Nährstoffgehalt und orientiert sich – für diejenigen, die etwas genauer hinsehen –, auch am Ernährungsplan unserer Vorfahren vor der Industrialisierung, also bevor es eine Nahrungsmittelindustrie, Massentierhaltung und Lobbyismus gab. Diese Ernährung ist zudem äußerst schmackhaft, vielseitig, befriedigend und sogar, was wichtige Gesundheitsmarker angeht, anderen bekannten Ernährungsformen wie der DASH-Diät oder der mediterranen Ernährung, überlegen (Jonsson, Granfeldt, & Ahren, 2009).

Folgende Lebensmittel sollten entsprechend keine oder nur eine kleine Rolle in Ihrem Ernährungsalltag spielen:

- glutenhaltiges Getreide, das nicht als Sauerteig vergoren wurde
- wenig bekömmliche Milchprodukte wie Milch, Quark, Frischkäse, Weichkäse
- Fruchtsäfte
- Soft Drinks
- zuckerreiche Lebensmittel, Cornflakes, Süßigkeiten

- alkoholische Getränke
- industriell verarbeitete Lebensmittel
- tierische Produkte aus Massentierhaltung
- große Raubfische
- industrielle Speiseöle, z. B. Sonnenblumenöl, Rapsöl

Wenn Sie dazu weiterführende Literatur suchen, finden Sie im Literaturverzeichnis dieses Buches einige Empfehlungen (s. S. 154). In meinem Buch »Zell-Reset« gehe ich außerdem näher darauf ein. Diese Lebensmittelauswahl empfehle ich eigentlich jedem, der sich gerne gesund ernähren möchte.

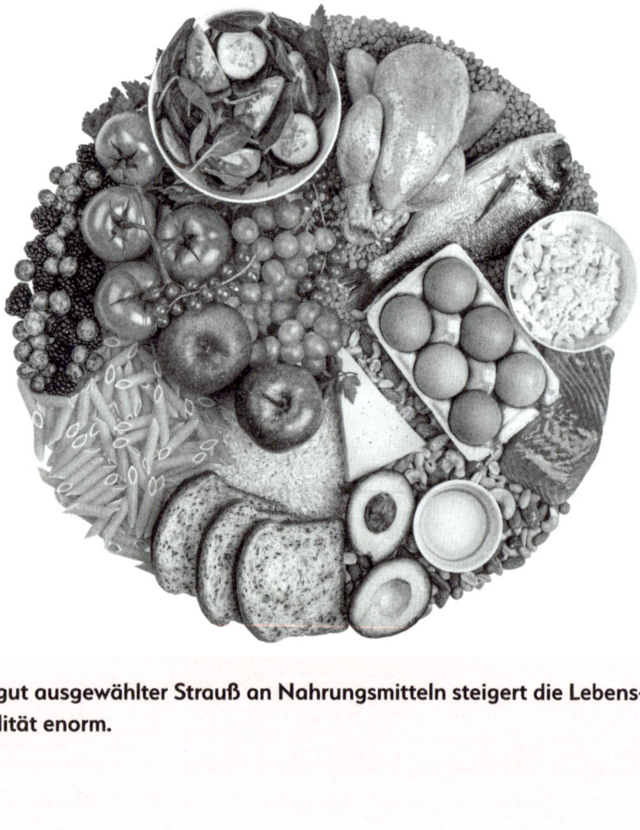

Ein gut ausgewählter Strauß an Nahrungsmitteln steigert die Lebensqualität enorm.

Nährstoffdefizite sind heute die Regel

Noch einmal: Wie hat es der Mensch so weit gebracht, wenn er nicht einmal über eine gesunde Ernährung alle relevanten Nährstoffe zuführen kann? Eine Erklärung könnte darin liegen, dass sich die Nährstoffversorgung des Menschen im Laufe der Jahrhunderte und Jahrtausende grundlegend geändert hat. Pflanzliche Lebensmittel werden heute auf Ertrag gezüchtet, auf Masse und Volumen, nicht auf Nährstoffgehalt. Das bedeutet, die Nährstoffdichte nimmt ab. Die in der Landwirtschaft früher üblichen Brachejahre, in denen sich Felder erholen und Nährstoffe anreichern konnten, wurden seit Einführung des Kunstdüngers schrittweise verdrängt. Durch den Einsatz von Kunstdünger auf der einen und durch sauren Regen auf der anderen Seite werden wichtige Nährstoffe aus dem Boden ausgeschwemmt. Unsere Böden laugen immer mehr aus. Ursprüngliche, nährstoffreichere Obst- und Gemüsesorten weichen den neuen Züchtungen, welche schneller wachsen und resistenter sind – aber über eine geringere Nährstoffdichte verfügen.

Eine erst kürzlich veröffentlichte Studie (Tian, Tang, Liu, & al, 2022) verglich den Mineralstoffgehalt von Obst und Gemüse über einen Zeitraum von knapp 80 Jahren (1940 bis 2019). Ergebnis: Der Gehalt fast aller gemessenen Mineralstoffe und Spurenelemente ließ nach – bei Eisen (–50 %) und Kupfer (–49 %) war es besonders dramatisch. Bei Magnesium (–10 %) durchaus erwähnenswert.

Eine weitere Studie (Fan, Zhao, & Fairweather-Tait, 2008) untersuchte den Nährstoffgehalt von Weizen über einen Zeitraum von 160 Jahren. Nun hat Weizen aufgrund der enthaltenen Phytinsäure keine allzu berauschende Bioverfügbarkeit, dennoch: Aufgrund der immer stärkeren Verwendung von schnell wachsendem Hochleistungs-Weizen, schlossen die Forscher, ließ der Gehalt essenzieller Nährstoffe in den letzten 160 Jahren immer mehr nach. Besonders Zink, Kupfer, Magnesium und Eisen wurden genannt. An dieser Stelle könnten noch weitere Studien aufgeführt werden. Das Fazit hier: Unsere Nahrung hat heute nicht mehr denselben Nährstoffgehalt wie noch vor 100 oder 200 Jahren.

Doch es gibt noch weitere Gründe, warum Nährstoffdefizite immer mehr zunehmen: Unsere Ernährung ist heute industriell geprägt – sowohl die tierische (Massentierhaltung) als auch die pflanzliche (industrielle Landwirtschaft). Lebensmittel werden auf einen hohen Ertrag getrimmt, nicht auf Gesundheitswert oder Nährstoffgehalt. Eine biologische, biodynamische oder gar regenerative Landwirtschaft (welche die Böden regenerieren statt auslaugen möchte) ist zwar im Kommen, aber fristet noch ein Nischendasein.

Hinzu kommt, dass die meisten Menschen sich weitaus weniger gesund ernähren, als sie könnten – die Lebensmittelauswahl ist ebenfalls eher industriell als natürlich geprägt. Zudem wirkt sich die Einnahme von Medikamenten auf den Nährstoffhaushalt aus.

Chronischer Stress ist heute die Regel – und wirkt sich ebenfalls negativ auf den Nährstoffhaushalt aus. So vermehrt ein chronisch erhöhter Cortisolspiegel etwa den Bedarf an Vitamin C, B-Vitaminen und Magnesium. Die Belastung mit Elektrosmog, Umweltgiften (z. B. Schwermetallen) und den Hunderten zugelassenen Lebensmittelzusatzstoffen erhöht den Bedarf von an der Entgiftung beteiligten Nährstoffen. Besonders einschneidend ist, dass wir heute eine überwiegend sitzende Dienstleistungsgesellschaft sind. Ein sitzender Mensch hat einen geringeren täglichen Kalorienbedarf (ca. 2000 kcal) als ein stehender, arbeitender Mensch (3000–6000 kcal) und nimmt aufgrund der geringeren Nahrungszufuhr automatisch weniger Nährstoffe auf.

Alles spricht dafür, dass wir heute anders leben, uns anders ernähren und damit weitaus weniger Nährstoffe aufnehmen, als es früher der Fall war. Gleichzeitig steigt der Bedarf mancher Nährstoffe in der heutigen Zeit. Die Folge: Nährstoffdefizite nehmen im zeitlichen Verlauf immer mehr zu. Die Nationale Verzehrsstudie II ist nur die Spitze des Eisbergs – in der täglichen Praxis beobachten sowohl ich als auch viele weitere Therapeuten aus meinem Netzwerk, dass Defizite keine Ausnahme, sondern die Regel sind.

Ausreichende Versorgung und Mangel

Wann wird aus einem Mangel ein Defizit?

An dieser Stelle ist es wichtig, noch ein wenig tiefer ins Thema einzutauchen, damit einige Begriffe nicht missdeutet oder falsch verstanden werden.

Bei einer **ausreichenden Versorgung** wird ein Nährstoff in einer ausreichenden Menge über die Ernährung aufgenommen. Zugrunde liegen dem die Referenzwerte. Bei einer **Unterversorgung** wird ein Nährstoff unzureichend über die Ernährung aufgenommen.

In Bezug auf die Nationale Verzehrsstudie II bedeutet dies: Bei einigen Nährstoffen (z.B. Folsäure, Vitamin E) war eine Unterversorgung bei einem großen Teil der Bevölkerung festzustellen. Doch nicht nur die Zufuhr, sondern auch das, was von den zugeführten Nährstoffen im Körper zur weiteren Verwertung ankommt, ist von Belang: Jetzt sprechen wir über Mangel. Ein Mangel liegt vor, wenn wir »zu wenig« von einem Nährstoff im Körper haben, wenn etwa der Blutwert unter eine bestimmte Schwelle fällt.

Wir unterscheiden dabei zwischen einer ausreichenden Versorgung, einem subklinischen Mangel oder einem klinischen Mangel: Bei einer **ausreichenden Versorgung** hat der Körper von einem Nährstoff ausreichend viel zur Verfügung. Ein **subklinischer Mangel** liegt vor, wenn ein Nährstoff nicht ausreichend aufgenommen wird, es aber nicht zu einer Mangelerkrankung wie z.B. Skorbut (Vitamin C) oder einem Kropf (Jod) kommt. Unspezifische Symptome, wie z.B. Immunschwäche (Vitamin C) oder eine Schilddrüsenunterfunktion (Jod) sind aber möglich. Demgegenüber wird bei einem klinischen (echten) Mangel ein Nährstoff nicht ausreichend aufgenommen und es kommt zu einer Mangelerkrankung. Diese kann schwerwiegende bis tödliche Folgen haben.

Leider wird in der konventionellen Medizin oder von den Kritikern (»Deutschland ist kein Vitamin-Mangelland«) häufig nur von klinischem Mangel gesprochen. Dieser kommt aber mit Ausnahme von Vitamin D selten vor – subklinische Mängel mit entsprechenden Symptomen und Krankheitsbildern sind hingegen sehr häufig, werden aber nicht einbezogen und nicht ernst genommen. Ein subklinischer Mangel ist bereits eine Unterversorgung und muss therapiert werden. Wird hingegen behauptet, dass echte Mängel selten bis nie vorkommen, ist das nicht ganz zutreffend, da hier die subklinischen Mängel ignoriert werden, die jedoch den Großteil der Bevölkerung betreffen.

Liegt kein klinischer Mangel vor, wird nach dieser Argumentation automatisch von einer ausreichenden Versorgung ausgegangen. Das ist falsch und kann gefährlich sein – ein subklinischer Mangel ist bereits ein Mangelzustand. Zusätzlich: Solange Nährstoffe im Blut nicht überprüft und nur von einer Unterversorgung oder ausreichenden Versorgung ausgegangen wird, ist es nur Theorie. Sobald gemessen wird, ist die Sache klar – und die Praxis zeigt, dass subklinische Mängel bei vielen Nährstoffen die Regel sind, nicht die Ausnahme.

Hinzu kommt: Ärzte sind oft nicht genügend in Nährstoffmedizin sowie Biochemie ausgebildet, um eine kompetente Beratung anbieten zu können. Der Unterschied zwischen klinischem, subklinischem Mangel, ausreichender und optimaler Versorgung ist meist nicht klar. Sie haben ein begrenztes Budget für Laboranalysen und messen nur ungern Blutwerte, die über das Differentialblutbild hinausgehen. In der Praxis wird also selten gemessen, und wenn doch, werden Werte oft nicht wirklich kompetent analysiert und interpretiert. Dies sollte sich dringend ändern.

Nahrungsergänzungen richtig anwenden

Laut einer Forsa-Umfrage der Bundesregierung aus dem Jahr 2023 (bundesregierung.de/breg-de/suche/nahrungsergaenzungsmittel, 2023) nimmt jeder zweite Erwachsene in Deutschland regelmäßig Nahrungsergänzungen ein. Die meisten Menschen vertrauen also auf Nahrungsergänzungen, hoffen auf eine bestimmte Wirkung oder einen bestimmten Vorteil für ihre Gesundheit, sind von ihnen überzeugt oder beruhigen ihr Gewissen – die Gründe sind so verschieden wie die Produkte. Doch nicht jeder Mensch hat die nötige Expertise, um die idealen Entscheidungen in Bezug auf Nahrungsergänzungen zu treffen. Nun gibt es Nahrungsergänzungen, die in guter Qualität und Menge relativ risikoarm eingenommen werden und viele Vorteile bringen können. Es gibt Stoffe, deren Wert im Blut bestimmt und die dann individuell ergänzt werden können. Leider gibt es aber auch Ergänzungen, bei denen viel falschlaufen kann, wenn bestimmte individuelle Faktoren ignoriert oder eine ungünstige Dosis gewählt werden. Der wichtigste Punkt bei der Anwendung von Nahrungsergänzungen ist also: Lassen Sie sich von jemandem beraten, der eine gewisse Fachexpertise vorweisen kann.

Wir erinnern uns: Nahrungsergänzungen sind Werkzeuge, die, richtig eingesetzt, Gesundheit und Wohlbefinden positiv beeinflussen können. Doch Werkzeuge können auch Schaden anrichten, insbesondere wenn sie falsch eingesetzt werden. Das gilt sowohl für Nahrungsergänzungen als auch für alles, was der Gesundheit guttun soll: Nur in der richtigen Anwendung und Dosis kann etwas als gesund bezeichnet werden, und ebenso wichtig ist die Qualität des jeweiligen Produktes.

Entscheiden Sie sich bei der Qualität für hochwertige Nahrungsergänzungen. Sie können die Kriterien diesem Buch oder auch meiner Website entnehmen: schnelleinfachgesund.de

Dort finden Sie ebenso unsere Empfehlungen.

Das A&O der Produkte: die Qualität

Natürlich ist bei allem, was wir zu uns nehmen, die Qualität genauso wichtig wie die Quantität. Bei einigen Nahrungsergänzungen ist aus meiner Erfahrung die Qualität jedoch wichtiger als bei anderen. Im Folgenden finden Sie deshalb zu den wichtigsten Nahrungsergänzungen genaue Hilfestellungen, die Sie für die Abklärung, Einnahme oder Absprache mit einem Therapeuten benötigen.

Besonders trifft der Aspekt der Qualität auf die Omega-3-Fettsäuren, Vitamin K_2 sowie die Vitalpilzextrakte und Adaptogene zu. Auf diese möchte ich genauer eingehen und Ihnen zeigen, worauf Sie dort besonders achten sollten.

Beachten Sie außerdem, dass gute Qualität ein paar Euro teurer sein darf als die günstigeren Produkte. Ein gewisser, realistischer Mindestpreis ist für Nahrungsergänzungen ist nötig und garantiert in 98 % der Fälle ein Qualitätsprodukt. Die anderen zwei Prozent sind Produkte, die absichtlich teurer sind, um hochwertiger zu wirken – diese kommen aber selten vor. Tatsächlich werden bei diesen Produkten minderwertigere Ursprungsstoffe verwendet. Im Zweifel wenden Sie sich bitte an jemanden mit Expertise im Bereich Nahrungsergänzungen. Weitere Informationen zur besseren Einschätzung von Qualität und Preis eines Nahrungsergänzungsmittels finden Sie im Kapitel »Risiken und Nebenwirkungen bei Nahrungsergänzungsmitteln« ab Seite 71.

Gesundheitsplattform nutzen

Auf meiner Gesundheitsplattform www.schnelleinfachgesund.de finden Sie eine Auflistung von Produkten und Herstellern, die ich persönlich einnehme und gut finde. In den letzten Jahren habe ich unzählige Produkte und Hersteller getestet, analysiert, Feedback von Lesern und Kunden eingeholt und abgewogen. Die dort gezeigten Produkte kann ich sehr empfehlen – zu den meisten finden Sie auch Rabattcodes.

Qualitätskriterien bei Omega-3-Fettsäuren

Bei Omega-3-Fettsäuren kann die Qualität über Erfolg und Misserfolg entscheiden. Sie erklärt, warum Omega-3-Fettsäuren in manchen Studien so schlecht abschneiden. Mit Blick auf die Regulierung ist das kein Wunder: Bis zu einem sogenannten Totox-Wert von 30 darf ein Omega-3-Produkt verkauft werden. Das bedeutet, dass bereits 30 % der Omega-3-Fettsäuren oxidiert sind, wenn das Produkt verkauft wird. Oberhalb eines Totox-Wertes von 10 ist ein Omega-3-Produkt aus meiner Sicht bereits ranzig – denn bei der Oxidation entstehen Transfette, Epoxide und Aldehyde, welche die Gesundheit nicht gerade fördern.

Bei Omega-3-Fettsäuren aus Fisch- oder Algenöl sollten Sie auf folgende Qualitätskriterien achten:

- Totox-Wert < 10
- Guter Geschmack (kein fischiger Geschmack, kein fischiges Aufstoßen)
- Flüssig ist besser als in Kapseln, da schlechte Qualität in Kapseln besser »kaschiert« werden kann
- Verzicht auf unnötige Inhaltsstoffe
- Vitamin E, Olivenöl, Olivenextrakt oder Rosmarin-Extrakt als Antioxidationsmittel
- Ätherisches Zitronen- oder Orangenöl für Geschmack und Antioxidation
- Nachhaltige Zucht (Algen) bzw. nachhaltiger, arktischer Wildfang (Fischöl)
- Vollspektrum-Fischöl aus dem ganzen Fisch (nicht nur aus der Leber)
- Gute Reinigung von Schwermetallen und anderen Schadstoffen

Leider entsprechen fast alle Fischöl-Präparate auf dem Markt nicht diesen Qualitätskriterien. Bei Algenöl ist die allgemeine Qualität besser, aber die Mehrheit der Produkte ist nicht länger als drei Monate haltbar, weil es sich meist um konzentriertes Algenöl handelt. Diese Konzentration ist zwar praktisch, weil lediglich ein Teelöffel Öl bereits den Tagesbedarf von ca. 2 g (zur Erreichung eines Omega-3-Index von › 7 %) deckt – aber die Omega-3-Fettsäuren oxidieren schneller.

Die Frage, ob Fisch- oder Algenöl besser ist, wird gerne gestellt. Fischöl ist hinsichtlich der Fettsäure-Zusammensetzung für uns Menschen die natürlichere Fettquelle als ein Algenöl (aus Süßwasser-Mikroalgen) mit lediglich EPA und DHA. Wenn es sich um ein hochwertiges und nachhaltiges Fischöl handelt, empfehle ich gerne dies. Algenöl bietet sich natürlich für Vegetarier und Veganer an – und für alle, die finden, dass Algenöl das Omega 3 der Zukunft ist (da nicht endlich wie Fischöl, sondern theoretisch unbegrenzt züchtbar).

Aus eigener Erfahrung (aus ca. 1000 Blutanalysen, die ich in den letzten fünf Jahren gesichtet habe) weiß ich, dass neun von zehn Menschen zu wenige Omega-3-Fettsäuren im Blut haben, sie können daher auch ohne vorherige Analyse eingenommen werden. Eine Blutanalyse (idealerweise ein HS-Omega-3-Index, der den Anteil an Omega-3-Fettsäuren in den roten Blutkörperchen misst) empfiehlt sich dennoch.

Welche Nahrungsmittel enthalten Omega-3-Fettsäuren (mit Fokus auf EPA und DHA)?

Kleine Fische (Sardinen, Sardellen);
Makrele, Forelle, Lachs; Meeresfrüchte, Algen;
Bio-Eier; Weidefleisch

Qualitätskriterien bei Vitamin K_2

K_2 ist auch als das »Knochenvitamin« bekannt, es kann jedoch noch mehr: Zusammen mit Vitamin D_3 hält es die Blutgefäße sauber, außerdem ist es an der Bildung von Testosteron und der Gesunderhaltung der Mitochondrien beteiligt. Vitamin K_2 ist sehr lichtempfindlich und oxidiert schnell. Der beste Oxidationsschutz ist es, das Vitamin K_2 in Kapseln abzufüllen, zusammen mit Eisenoxid. Die Bioverfügbarkeit ist hier deutlich besser als bei flüssigen Vitamin K_2-Produkten (egal, ob allein oder zusammen mit Vitamin D_3), und mit solchen Produkten habe ich eine bessere Wirkung und Anhebung der Blutwerte über einen längeren Zeitraum gesehen. Ich empfehle für die Einnahme von Vitamin K_2 und D_3 eine vorherige Blutanalyse, um den Bedarf zu klären. Bei Vitamin K_2 gibt es leider nur wenige Hersteller von Bluttests und guten Kapselprodukten.

Qualitätskriterien bei Vitalpilzen

Vitalpilze sind sehr effektive und wertvolle Naturheilmittel. In der traditionellen chinesischen Medizin haben sie sich fest etabliert, einige sind in China und Japan sogar in der konventionellen Medizin zugelassen. In Europa sind sie im Kommen. Eine 2017 im Nature Magazin veröffentlichte Studie (Wu, Deng, & Chen, 2017) fand allerdings heraus, dass nur jedes vierte Reishi-Produkt auch das beinhaltete, was auf der Packung steht. 75 % der Produkte enthielten kein oder nur Spuren von Reishi. Bei Vitalpilzen wird also viel »geschummelt«, und die Ergebnisse der Studie, welche in den USA durchgeführt wurde, können auch auf den europäischen Markt übertragen werden.

Es ist allein schon deswegen wichtig, einen seriösen Anbieter zu wählen, weil Sie auch 100 % von dem erhalten möchten, wofür Sie bezahlen. Leider fallen damit schon die vielen »äußerst günstigen« Anbieter im Internet und im Einzelhandel weg. Qualität hat ihren Preis.

Hinsichtlich Bioverfügbarkeit und Potenz sei gesagt, dass Extrakte effektiver wirken als Pulver. Pulver zeigen nur eine geringe Wirkung, da die relevanten Inhaltsstoffe im Vergleich zu Extrakten nicht aufkonzentriert wurden. Außerdem ist ein Extrakt schon »vorverdaut« – unser Verdauungsapparat kann Pilz-Zellen, die in Pulver noch überwiegend intakt sind, nicht aufspalten und gelangt deshalb nicht in relevanten Mengen an die wertvollen Inhaltsstoffe.

Auf diese Qualitätskriterien würde ich außerdem achten:

- Anbau und Extraktion in Europa (nicht China – besser auf kurze Lieferzeiten achten. Europa ist zudem ökologisch besser und die Böden sind meist weniger belastet)
- Verwendung von Fruchtkörpern statt Mycel
- Dual-Extrakte (effektiver als Heißwasserextrakte)
- Bio-Anbau
- Chemische Analysen relevanter Inhaltsstoffe (v. a. ß-Glukan und Triterpene)
- Schadstoffanalyse

Nur die wenigsten Anbieter entsprechen diesen Kriterien – Potenz, Wirksamkeit und Reinheit sind bei diesen Produkten um ein Vielfaches besser.

Qualitätskriterien bei Adaptogenen

Als Adaptogene werden Naturstoffe mit hormonähnlicher Wirkung bezeichnet. Sie enthalten hormonähnliche Stoffe oder Vorstufen menschlicher Hormone und wirken sich lindernd auf die Einflüsse von chronischem Stress aus. Der Name Adaptogen (engl. *to adapt* = anpassen) spiegelt das wider. Neben Vitalpilzen sind Ashwagandha, Rosenwurz, Ginseng und Maca beliebte Adaptogene. Auch diese werden häufig importiert, Lieferkette, Transparenz, Reinheit und Potenz können variieren.

Ich empfehle, auf folgende Qualitätskriterien zu achten:

- Biologischer Anbau
- Transparenz (woher kommen die Rohstoffe)
- Chemische Analysen relevanter Inhaltsstoffe (z. B. Rosavin bei Rosenwurz, Withanolide bei Ashwagandha)
- Schadstoffanalysen

Diese Kriterien gelten übrigens nicht nur für Adaptogene und ihre Extrakte, sondern für Extrakte im Allgemeinen. Beliebt sind auch Extrakte aus Kurkuma, Weihrauch, OPC, Astaxanthin, Mönchspfeffer, Ginkgo, Baldrian, Artischocke, Mariendistel, Chlorella, Echinacea, CBD-Öl und Quercetin.

Studien haben gezeigt, dass Menschen mit Vorerkrankungen von einer Anwendung mit Adaptogenen profitieren können – hier einige Beispiele: Der Reishi-Pilz verbessert die Lebensqualität von Krebspatienten während der Chemotherapie (Jin, Ruiz Beguerie, Sze & Chan, 2012), wie eine Analyse der Cochrane-Collaboration herausfand. Der *Cordyceps sinensis* (ebenfalls ein Vitalpilz) verbessert die Symptomatik und Lebensqualität bei mittelschwerem bis schwerem Asthma (Wang, Li, Huang, Chen, & Chen, 2016). Patienten mit Multipler Sklerose profitieren durch erhöhten Fischkonsum oder Omega-3-Supplementierung von einer höheren Lebensqualität und geringerer Symptomatik (Jelinek, Hadgkiss, & Weiland, 2013). Und bei Fibromyalgie-Patienten kann die Kombination eines Schmerzmittels mit Vitamin D die Schmerzen eher senken und die Lebensqualität besser steigern, als nur ein Schmerzmittel allein (Mirzaei, et al., 2018).

Doch das gilt nicht nur bei Menschen mit Vorerkrankungen, sondern auch bei gesunden Menschen.

Das individuelle Nährstoff- und Nahrungsergänzungsprofil herausfinden

Wie finden Sie nun Ihr individuelles Nährstoff- und Nahrungsergänzungsprofil heraus? Welche Nahrungsergänzungen ergeben für Sie Sinn oder können Ihren Körper unterstützen? Wichtig vorab: Es gibt nicht nur »die eine« Möglichkeit für Sie, von Nahrungsergänzungen zu profitieren. Vielmehr ist es von verschiedenen Faktoren abhängig, wie gut Sie auf Nahrungsergänzungen ansprechen. Die folgenden grundlegenden Fragen können Ihnen helfen, Ihr ganz individuelles Profil herauszufinden:

Wie ist Ihre aktuelle Nährstoffversorgung?

Investieren Sie in eine ausführliche Nährstoffanalyse und finden Sie heraus, wo bei Ihnen »Baustellen« bestehen. Im Anhang (s. S. 156) finden Sie eine Liste mit Blutwerten für eine Vollblutanalyse – eine umfangreiche Nährstoffanalyse sowie eine »abgespeckte« Nährstoffanalyse mit den wichtigsten und zusätzlich wichtigen Gesundheitsmarkern, wie Hormone und Entzündungswerte.

Was genau wird bei einer Nährstoffanalyse untersucht?

Um nicht wahllos Nährstoffe zu ergänzen, ohne einen bzw. den genauen Bedarf festgestellt zu haben, ist es wichtig, eine Mikronährstoffanalyse durchführen zu lassen. Eine Mikronährstoffanalyse wird über den Blutspiegel durchgeführt.

Eine Vollblutanalyse ist für die meisten Nährstoffe besser als eine Serumanalyse, da die meisten Nährstoffe in den Zellen zu finden sind, nicht im Serum. Damit wird festgestellt, wie der individuelle Stand bei Vitaminen, Mineralstoffen, Fettsäuren und Aminosäuren ist.

Extra: Glauben ist gut, messen ist besser

Es gibt Nahrungsergänzungen, deren Wirkung nicht immer greifbar, sichtbar oder in wissenschaftlichen Studien (RCTs) bereits perfekt beschrieben worden ist – bei denen Sie aber spüren, dass sie Ihnen guttun, und bei denen Sie sich sicher sind, dass das nicht am Placeboeffekt liegt. Da können Ihnen noch so viele Menschen sagen, dass »das und das nicht wissenschaftlich bewiesen ist« – wenn Sie sich damit besser fühlen, sagt Ihnen Ihr Körper ja bereits, dass es Ihnen guttut. Es geht um das »Spüren« und um das Wohlbefinden, das in der konventionellen Medizin nur wenig Raum bekommt. Ob Sie eine Nahrungsergänzung nun zur Linderung, Unterstützung, Prävention oder zur Steigerung von Wohlbefinden und Lebensqualität einnehmen – wenn Sie spüren, dass Ihnen das guttut, ist es ein starkes Indiz.

Das gilt vor allem für Nahrungsergänzungen, die keine essenziellen Nährstoffe sind und nicht direkt und einwandfrei über Blutwerte analysiert werden können – Stoffe wie Extrakte aus Vitalpilzen und Adaptogenen, MSM, CBD-Öl oder Kollagen etwa. Oder Ergänzungen zur Unterstützung von Verdauung und Darmgesundheit wie Bitterstoffe und Probiotika. Bei diesen Ergänzungen ist eine Überdosierung zudem schwer möglich, wenn Sie sich an die Dosierempfehlung in diesem und weiteren Büchern aus dem Literaturverzeichnis orientieren. Nur: Die Qualität sollte stimmen.

Der Königsweg

Bei Nährstoffen würde ich, wenn möglich, immer den Königsweg wählen:

1. Messen (im Vollblut)
2. Wissen (Ist-Blutwert)
3. Handeln (bei einem Defizit)

Zu allen relevanten Nährstoffen gibt es heute gute Blutanalysen, die Sie bei Ihrem Hausarzt oder direkt in einem Analyselabor veranlassen können. Die Referenzwerte unterscheiden sich zwischen den Laboren nur geringfügig, genauso wie die Analysemethoden – einzig bei Omega-3-Fettsäuren und Vitamin K_2 gibt es aus meiner Erfahrung kein flächendeckend gutes Analyse-Angebot, jedoch gute Bluttests für zu Hause, mit denen Sie sich wenige Tropfen Blut abnehmen und direkt in ein Speziallabor schicken.

Bei Nährstoffen nur dann zu ergänzen, wenn ein Bedarf besteht, der über die Ernährung (oder im Fall Vitamin D über die Sonne) nicht gedeckt werden kann, ist sehr ratsam. So vermeiden Sie Überdosierungen oder unnötige Einnahme. Wenn Sie jedoch durch eine Analyse schwarz auf weiß sehen, dass ein zusätzlicher, dringender Bedarf besteht, werden Sie (und Ihr Arzt) wahrscheinlich über eine Ergänzung nachdenken. Zielgerichtet, individuell angepasst, mit einem guten Produkt.

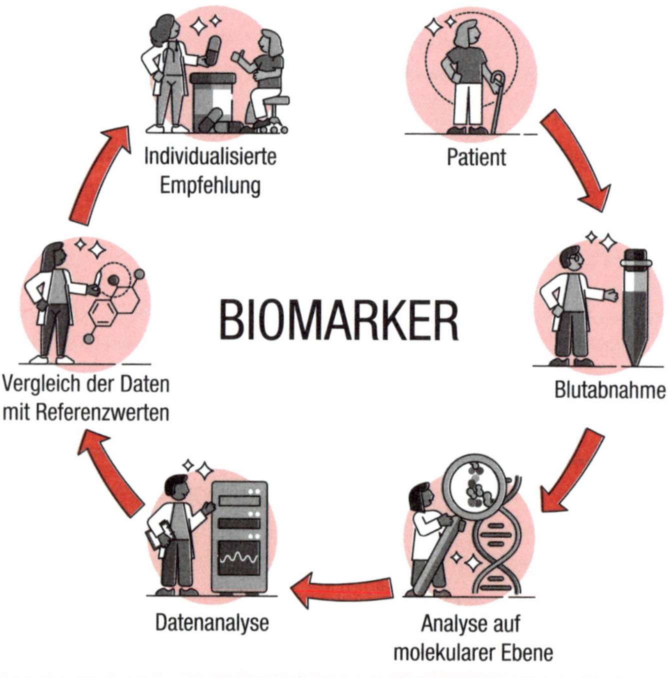

Bei der Frage nach dem Nährstoffbedarf ist eine regelmäßige Vollblutanalyse sinnvoll, um individuell festzustellen, was der Körper wirklich braucht.

Was sind Ihre Ziele?

Welche gesundheitlichen Ziele haben Sie? Möchten Sie Ihre Verdauung fördern, Ihre Konzentration steigern? Einen stabileren Blutzucker? Mehr Energie und Wohlbefinden im Alltag? Ein kompetenteres Immunsystem?

Machen Sie sich Ihre Ziele bewusst, schreiben Sie sie auf. Prüfen Sie dann (z.B. durch die Inhalte in diesem Buch), welche Ergänzungen zu Ihren Zielsetzungen passen. Bleiben Sie dabei effektiv und nehmen Sie nicht alles, was sich anbietet – weniger ist mehr, legen Sie Wert auf Qualität und Effektivität: So viel wie nötig, nicht mehr als nötig.

Wie hoch ist Ihr Budget?

Nahrungsergänzungen kosten – genau wie gesunde Lebensmittel – Geld. Jeder Leser wird nun ein anderes monatliches Budget zur Verfügung haben: Stehen Ihnen dafür nur 30 € monatlich zur Verfügung, müssen Sie sich für andere Nahrungsergänzungen entscheiden als bei einem Budget von 300 € monatlich. Dabei gibt es kein richtig oder falsch, Sie entscheiden, was die Ergänzung Ihnen wert ist. Das kann sich auch ändern: Als Student oder zu Beginn meiner Selbstständigkeit hatte ich ein anderes Budget für Nahrungsergänzungen als heute.

Was ich Ihnen gerne bei einem niedrigen Budget ans Herz legen möchte: Sparen Sie nicht an der Qualität. Es ist eine Investition in Ihre Gesundheit, auch hier auf die Qualität zu achten. Heute weiß ich genau, wie ich von welchen Produkten und Nahrungsergänzungen profitieren kann, wann ich sie wie (als Werkzeuge) für meine Gesundheit nutzen – und flexibel anpassen kann, was ich wann nehme. Bei einem eher kleinen Budget würde ich Ihnen raten, sich an den wichtigsten Nährstoffen zu orientieren, um Ihrem Körper alles zur Verfügung zu stellen, was er essenziell benötigt. Hier lohnt sich eine Nährstoffanalyse, wenn auch eine »abgespeckte«. Lassen Sie deshalb auch bei kleinem Budget Vitamin A, D_3, K_2, Omega-3-Fettsäuren, Magnesium, Jod, Kreatin und (ab 40 Jahren) Coenzym Q10 bestimmen. Die monatliche Investition dafür ist überschaubar. Bei einem größeren Budget können noch Kollagen, Extrakte, Ballaststoff- und Proteinpräparate sowie Probiotika hinzukommen.

Übrigens: Die wichtigsten Nahrungsergänzungen, die aus meiner Sicht für die meisten Menschen effektiv und lohnend sein können, finden Sie ab S. 71. Daran orientiert sich auch, was ich selbst nehme und was ich am häufigsten empfehle. Überlegen Sie sich also, welches Budget Sie zur Verfügung haben bzw. wie viel Geld Sie monatlich investieren möchten.

Ausprobieren und beobachten

Es gibt Nahrungsergänzungen, von denen Sie sich etwas versprechen und bei denen Sie neugierig sind. Ausprobieren gehört auch dazu und hilft Ihnen dabei herauszufinden, was zu Ihnen passt und Ihnen guttut. Dazu gehören vor allem Nahrungsergänzungen aus dem Nicht-Nährstoff-Bereich.

Bei Nährstoffen sollte die vorgehende Blutanalyse im Vordergrund stehen. Lediglich Vitamin C, B-Vitamine, Vitamin D (bis 5000 IE täglich), Omega-3-Fettsäuren (bis 2 g täglich) und Magnesium (bis 300 mg täglich) können erfahrungsgemäß auch ohne vorgehende Analyse getestet werden. Ab einem Alter von 40 Jahren auch Coenzym Q10. Es sind klassische Mangelnährstoffe, die in der angegebenen Dosierung in der Regel keine Überdosierung oder Nebenwirkungen verursachen, jedoch innerhalb weniger Tage und Wochen gute Effekte zeigen.

Bei Ergänzungen im Nicht-Mikronährstoff-Bereich, z. B. Extrakte, MSM, Vitalstoffe, Probiotika, Proteine und Aminosäuren, können Sie selbst ausprobieren und beobachten, wie es Ihnen damit geht. Das können Sie bei angemessener Dosierung auch in Eigenregie und ohne ärztliche Beratung tun. Die meisten Ergänzungen brauchen bis zu sechs Wochen, um ihre volle Wirkung zu entfalten. Am besten, Sie nehmen immer nur ein Ergänzungsmittel testweise ein, um auszuprobieren. Vertrauen Sie auf Ihren Zugang zu sich selbst, denn jeder Körper ist anders, und viele Ergänzungen können ganz individuell wirken ... im Laufe von Monaten und Jahren lernen Sie – das gilt schließlich für alle Lebensbereiche –, was zu Ihnen passt und Ihnen guttut.

Ich empfehle, Ihre Beobachtungen und Ihr Befinden in einem Notizbuch festzuhalten. Mit der Zeit entwickelt sich ganz automatisch ein kleines »Programm« mit Ergänzungen, die Sie im Alltag nutzen möchten. So, wie Sie im Laufe der Zeit herausfinden, welche Lebensmittel Ihnen schmecken und guttun (oder andere Gesundheitsmaßnahmen wie Sport zu treiben oder in die Sauna zu gehen), lernen Sie im Bereich Nahrungsergänzungen immer weiter dazu. Dazu gehört durchaus, das ein oder andere Mal den sprichwörtlichen Schweinehund zu überwinden und sich auf den Weg zu machen. Aber Sie werden am eigenen Leib spüren, wie wohltuend es sein kann, sich um sich selbst und Ihre Gesundheit zu kümmern.

Ausgabe vs. Investition

Eine Ausgabe ist ein bestimmter Geldbetrag, der, wenn er ausgegeben ist, »weg« ist und Ihnen dann nicht mehr zur Verfügung steht. Eine Investition gibt Ihnen etwas zurück und vermehrt sich im besten Fall zu etwas Positivem. Aus meiner Sicht ist alles, was ich sinnvoll in meine Gesundheit stecke, eine Investition – da man dadurch von einer besseren Gesundheit, mehr Energie, mehr Leistung und Konzentration in so vielerlei Hinsicht profitiert. Ich spare heute nicht mehr an gesunden Lebensmitteln, sinnvollen Nahrungsergänzungen und weiteren Investitionen in meine Gesundheit. Sicherlich gab es auch Zeiten, in denen ich finanziell »kleinere Brötchen backen« musste als heute – dennoch habe ich Gesundheit immer als Investition gesehen und meine »Gesundheitsausgaben« an mein jeweiliges Einkommen angepasst.

Wie ich selbst Nahrungsergänzungen einsetze

Ich setze viele Ergänzungen nur phasenweise ein, um aktuelle Ziele zu erreichen oder um zusätzliche Unterstützung oder Linderung zu erfahren.

Dauerhaft nehme ich folgende Ergänzungen pro Tag ein:

- Vitamin A und Vitamin D (je 5000 IE täglich)
- Omega-3-Fettsäuren (3 g)
- Vitalpilze-Extrakte (meist Reishi, Cordyceps, Löwenmähne im Wechsel, je 2–3 Kapseln)
- Ashwagandha-Extrakt (2 Kapseln)
- Essenzielle Aminosäuren (5–15 g)
- Kollagen (aus Fisch, 10 g)
- Multivitaminpräparat mit B-Vitaminen, 350 mg Magnesium, 400 mcg Jod, 400 mg Vitamin C, 10 mg Zink, 200 mcg Selen, Chrom

Wie gesagt, das ist, was ich durch viel Testen und Ausprobieren über die Jahre als »meine« Mischung herausgefunden habe, mit der es mir sehr gut geht. Wenn ich mich auf nur drei Produkte festlegen müsste, wären das Magnesium und Jod (oder ein »Multi«, das beides enthält) und Vitamin D – hier spüre ich bereits nach kurzer Zeit einen deutlichen Unterschied. Ich benötige für meine Schilddrüse, meine Energie und Konzentrationsfähigkeit diese Nährstoffe zwingend. Omega 3 natürlich auch. Alle weiteren Ergänzungen sind für mich nicht lebenswichtig, aber es geht mir einfach besser damit.

Ängste und Sorgen

Bei Gesundheit und insbesondere bei Nahrungsergänzungen schwingt bei vielen Menschen Angst mit: Angst, »zu viel« einzunehmen, und Angst, etwas falsch zu machen. Das hat biologische Gründe: Eine Warnung nehmen wir wichtiger als eine Empfehlung. Denn Sie dürfen nicht vergessen, dass wir Menschen rein biologisch immer noch in der Steinzeit feststecken. Unser Körper ist eine Überlebensmaschine und als solche zuerst an Überleben angepasst, erst in zweiter Linie an Gesundheit oder gar Glück. Denn das Überleben hatte Vorrang – und wir neigen entsprechend dazu, Warnungen viel höher zu gewichten.

Greifen wir ein paar Aspekte unserer Nöte auf:

Angst vor einem Zuviel: Die Angst, zu viel einzunehmen, hängt mit unserer Prägung in Bezug auf Medikamente zusammen. Diese sollten nur genau so eingenommen werden, wie vom Arzt verordnet. Das ist gut und korrekt – und hier sollte eine Angst vor dem Zuviel auch dazugehören. Bei Nahrungsergänzungen jedoch ist diese Angst oftmals unbegründet. Nährstoffe sollten an die Blutwerte angepasst und nur bei Bedarf genommen werden. Andere Nahrungsergänzungen, z. B. Extrakte, sind schwer zu überdosieren, wenn Sie sich an die Dosierungsempfehlungen in diesem Buch halten. Angst vor dem Zuviel kann auch »Zuviel des Guten« bedeuten, also zu viele Nahrungsergänzungen auf einmal und damit Schaden durch dieses Zuviel des Guten. Ich empfehle, nur das einzunehmen, was Sie benötigen (Nährstoff-Defizite), was Ihren Zielen förderlich ist und bei dem Sie einen guten Effekt spüren oder ihn sich versprechen. Nicht mehr als nötig, sollte die Devise lauten – denn sonst kann es auch schnell sehr teuer werden. Mit dieser Einstellung ist es schwer, zu viel zu nehmen, jedenfalls habe ich das erst sehr selten erlebt.

Angst, etwas falsch zu machen. Diese ist ebenfalls sehr verbreitet. Viele haben Angst, etwas falsch zu machen, und machen dann gar nichts. Das kann auch für andere Gesundheitsbereiche gelten, zum Beispiel: die Angst, sich beim Sport zu verletzen, kann zur Folge haben, dass jemand keinen Sport treibt; die Angst, beim Barfußlaufen auf einer Wiese auf eine Biene zu treten, kann zur Folge haben, dass jemand sich nicht erdet oder gar nicht barfuß läuft; die Angst, trotz Defizit Omega-3-Fettsäuren einzunehmen und damit das Blut »zu dünnflüssig« zu machen, kann zur Folge haben, dass Sie lieber bei Ihrem Defizit bleiben.

Angst vor dem Unbekannten. Sie wissen nicht, was das Unbekannte Ihnen bringt (Gutes wie Schlechtes), und bleiben lieber bei dem »bekannten Übel«. Wenn Sie diese Angst bei sich feststellen, empfehle ich, sich das bewusst zu machen und über Folgendes nachzudenken: Wenn Sie nie etwas Neues ausprobieren, wird sich auch nichts ändern. Wenn Sie also Ziele haben, müssen Sie sich auf diese Ziele zubewegen – von allein kommen Sie dort nicht an.

Angst vor Überdosierung. Womit wir wieder bei der Prägung rund um Medikamente und Überdosierung wären. Der Kreis schließt sich. Wenn Sie ein festgestelltes Defizit haben, wird es Ihnen guttun, dieses mit einer angepassten Dosierung zu beseitigen – mit den in diesem Buch erwähnten Dosierungen ist eine Überdosierung nahezu unmöglich.

Angst vor Fehlern. Einen Gedanken möchte ich hier gerne noch loswerden: Alles, was dem Körper zugeführt wird, birgt ein Risiko. Wirklich alles hat Vor- und Nachteile. Wir sollten uns nur überlegen, ob die Vorteile überwiegen und ob es uns das wert ist. Wenn Sie einen Omega-3-Mangel haben, bringt dieser Mangel längerfristig um ein Vielfaches mehr Nachteile mit sich als der seltene und unwahrscheinliche Fall, etwas falsch zu machen oder zu viel Omega 3 (was ich tatsächlich noch nie erlebt habe) einzunehmen. Die Angst vor Fehlern kann uns von dem abhalten, was uns guttut, was uns gesund und glücklich macht, und indem Sie gar nichts tun, schaden Sie sich selbst um ein Vielfaches mehr, als Sie es wahrscheinlich durch Fehler könnten.

Was passiert, wenn Sie aus Angst vor Fehlern, durch unbegründete Warnungen oder durch Abgabe von Verantwortung nichts für Ihre Gesundheit tun, sehen Sie an der Gesundheit der Menschen in Deutschland: Zivilisationserkrankungen wie Diabetes Typ 2, Bluthochdruck und Krebs sind bei uns mittlerweile die Regel, nicht die Ausnahme. Die Zahl der adipösen, also stark übergewichtigen Personen, nimmt in Deutschland – und auch in anderen europäischen Ländern – von Jahr zu Jahr zu. Hinzu kommt eine stetig wachsende Zahl an Menschen, deren Nährstoffversorgung defizitär, also bei Weitem nicht ausreichend ist. Und immer mehr Menschen bei uns leiden unter ernstzunehmenden Stresssymptomen, Schlafproblemen und depressiven Verstimmungen bis hin zu Depressionen.

Übernehmen Sie also Verantwortung für Ihre Gesundheit und für Ihr Leben. Treffen Sie die Entscheidung und handeln Sie entsprechend. Es wird Ihnen guttun. Natürlich sollten Nährstoffe nicht »auf gut Glück« und ohne vorherige Aufklärung und Beratung eingenommen werden. Doch bei vorgehender Anamnese, idealerweise einer Vollblutanalyse, kann eine zielgerichtete und individuell angepasste Einnahme von qualitativ hochwertigen Nahrungsergänzungen zur Deckung des Nährstoffbedarfs beitragen.

Risiken und Nebenwirkungen

Auch Nahrungsergänzungen bergen Risiken und potenzielle Nachteile oder Nebenwirkungen. Daher ist es umso wichtiger, gute Beratung in Anspruch zu nehmen, bevor Sie eine Therapie mit Nahrungsergänzungen beginnen. Für den Fall, dass Sie eigenverantwortlich handeln möchten, finden Sie hier einige praktische Hinweise und mögliche Fallstricke. Wenn Sie sich an die folgenden Tipps und Empfehlungen halten, umgehen Sie die häufigsten Risiken und Nebenwirkungen.

Grundsätzlich gibt es einige Dinge, die Sie bei der Einnahme von Nahrungsergänzungen vermeiden sollten. Zum einen sollten Sie natürlich ganz allgemein nichts einnehmen, wenn kein Defizit festgestellt worden ist. Das versteht sich, glaube ich, von selbst. Nehmen Sie zu viel von einem Nährstoffpräparat ein – der Gegenpol –, kann es zu Nebenwirkungen kommen. Das ist genauso wenig wünschenswert. Aufpassen sollten Sie auch, wenn Sie eine

Ergänzung einnehmen, die sich nicht gut mit einem Ihrer Medikamente verträgt. Um mögliche, auch schwerwiegende, Komplikationen schon im Vorfeld ausschließen zu können, sollten Sie in diesen Fällen durch eine aktuelle Blutuntersuchung immer genau wissen, was Ihnen fehlt, und dann sinnvoll ergänzen.

Achten Sie – ich wiederhole mich – auch bitte immer auf gute Qualität. Schlechte Qualität belastet Ihren Körper mit unnötigen Zusatz-, Begleit- und Schadstoffen. Auch in finanzieller Hinsicht ist es besser, auf Qualität zu setzen und keine unnötigen Ausgaben zu produzieren, die zu nichts führen.

Bitte nehmen Sie auch nicht blind und wahllos alles Mögliche ein, »weil es gut klingt« oder weil Sie sich nach dem Prinzip »Mehr hilft mehr« etwas Gutes tun wollen. Sie können sich denken, dass dies wenig zielführend ist und auch in diesem Fall Ihrem Körper eher schadet als guttut.

Orientieren Sie sich also bitte an den Tipps in diesem Buch. Nehmen Sie Beratung in Anspruch, um einen für Sie passenden individuellen Plan zu erstellen, und lassen Sie vor Beginn Ihrer Therapie eine Nährstoffanalyse durchführen.

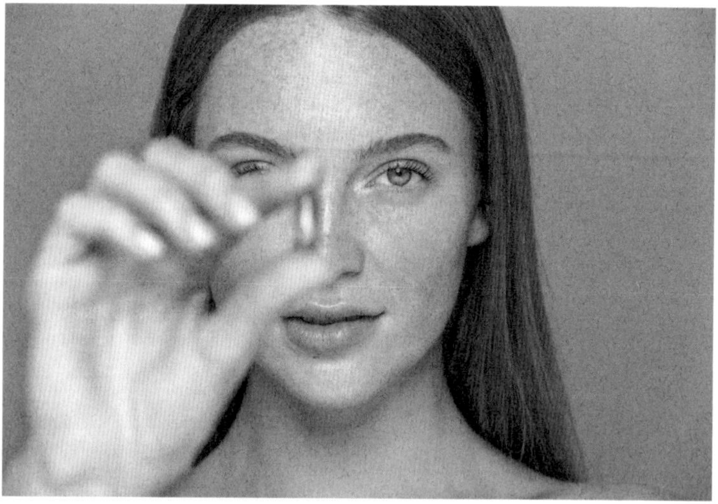

Bleiben Sie kritisch bei der Auswahl Ihrer Nahrungsergänzungen.

Extra: Was gibt es bei der Einnahme zu beachten?

Im Kapitel zu den einzelnen Nahrungsergänzungen ab S. 71 finden Sie mögliche Nebenwirkungen, Überdosierungssymptome, Begleiterscheinungen oder Kontraindikationen. Einige der häufigsten möchte ich hier schon einmal ansprechen:

- Bei Überdosierung von **Magnesium** (› 500 mg täglich) und Vitamin C (› 2 g Einzeldosis) kann es zu dünnem Stuhl kommen. Reduzieren Sie in diesem Fall die Dosis.
- Wenn Sie an Hashimoto-Thyreoiditis oder Morbus Basedow erkrankt sind, sollten Sie mit **Jod** vorsichtig sein – ich empfehle, zunächst auf anderem Wege die Entzündungswerte zu senken.
- Bei Einnahme von Vitamin K_2-Antagonisten (z. B. Warfarin, Marcumar) kann **Vitamin K_2** die Nebenwirkungen des Medikaments reduzieren, sollte aber nicht höher als 200 mcg täglich dosiert werden, da es sonst zu Wirkbeeinträchtigungen kommen kann.
- Während der Schwangerschaft und Stillzeit darf ich keine **Extrakte** empfehlen – es bieten sich jedoch Nährstoffe zur Bedarfsdeckung an.
- **Proteinpulver** auf tierischer Basis werden manchmal nicht gut vertragen. Molkenprotein wird aus Milchprodukten hergestellt, Kollagen aus Rind, Schwein oder Fisch – Eiprotein wird auch nicht immer vertragen. Wenn Sie wissen, dass Sie Allergien oder Unverträglichkeiten haben oder nach dem Verzehr eines Präparats müde und schlapp werden oder Verdauungsprobleme bekommen, sollten Sie das Proteinpulver absetzen.
- **Zink** sollte nicht nüchtern eingenommen werden, da es den leeren Magen reizt. Ich empfehle, es zu einer Mahlzeit zu nehmen.
- **Eisen** wird ebenfalls nicht immer gut vertragen. Es wird am besten früh am Tag aufgenommen, kann aber ebenfalls den Magen reizen. Wenn das bei Ihnen der Fall ist, sollten Sie den Einnahmezeitpunkt ändern und das Präparat am besten mit Obst oder Gemüse als Vitamin-C-Quelle für bessere Bioverfügbarkeit einnehmen.
- **Inulin**-haltige Ergänzungen (z. B. Ballaststoffpräparate) führen bei einer Fehlbesiedlung des Dünndarms (SIBO) zu starken Blä-

hungen und Unwohlsein. In diesem Fall empfehle ich Ballaststoffe auf Vitalpilz-Basis, Akazienfaser oder resistentes Dextrin.

- Bei Histaminintoleranz werden fermentierte Ergänzungen und einige **Extrakte** nicht gut vertragen.
- Wenn **Vitamin C** Ihren Magen reizt, weichen Sie auf gepuffertes Vitamin C aus.
- **Alpha-Liponsäure** kann nüchtern ebenfalls den Magen reizen – ich empfehle die Einnahme deshalb mit oder nach einer kleinen Mahlzeit. Außerdem lässt Liponsäure den Urin leicht schweflig riechen, das ist aber normal.
- **Riboflavin** (B_2) färbt den Urin intensiv gelb, auch das ist normal und kein Grund zur Sorge.
- 30 % der Bevölkerung kann **Folsäure** (synthetische Form) nicht in die bioaktive Form (Methylfolat) im Körper umwandeln. Ich empfehle, direkt die aktive Form einzunehmen.
- **Cordyceps** ist ein anregender Vitalpilz, der früh und mittags gut wirkt, abends jedoch den Schlaf beeinträchtigen kann.
- Ähnliches gilt (andersherum) für **Melatonin**, unser Schlafhormon, das auch als Nahrungsergänzung genommen werden kann. Es sollte abends genommen werden.
- **Süßholz** ist effektiv zur Unterstützung der Nebenniere und bei chronischer Müdigkeit und Erschöpfung. Nach spätestens drei Monaten empfehle ich jedoch, 1–2 Wochen Pause einzulegen.
- **5-HTP** ist eine Serotonin-Vorstufe und wird zur Stimmungsförderung eingenommen. Es wird jedoch nur in Serotonin umgewandelt, wenn keine chronischen Entzündungen oder chronischer Stress im Körper vorliegen. Ansonsten wird es in ungünstige Metabolite abgebaut.
- Bei der Stoffwechselstörung **HPU** kommt es zu einer verringerten Ausscheidung von Kupfer. Ich empfehle hier, kein Kupfer einzunehmen.
- **Johanniskraut** kann die Wirkung der Antibabypille aufheben.
- **Citrullin** und **Arginin** sollten nicht bei einem akuten Virusinfekt eingenommen werden und bei chronischen Entzündungen nur zusammen mit Vitamin C.

Verschiedene Nahrungsergänzungen zusammen einnehmen

Sie wollen verschiedene Nahrungsergänzungen zusammen einnehmen? Das ist eine Wissenschaft für sich. Wenn Sie Ihre Nahrungsergänzungen auf nüchternen Magen, das heißt früh am Morgen oder im zeitlichen Abstand von mindestens drei Stunden zu einer Mahlzeit zuführen, ist eher zu empfehlen, diese nicht zusammen einzunehmen. Denn in diesem Fall »rutschen« sie sehr zügig durch den Magen und behindern sich gegenseitig bei der Nährstoffaufnahme im Dünndarm. Das liegt daran, dass sie sich gegenseitig binden (komplexieren) oder um dieselben Transporter im Dünndarm konkurrieren, die sie aufnehmen. Klassiker sind die gleichzeitige Einnahme von Zink + Magnesium oder Zink + Eisen. Aus diesem Grund empfehle ich, Nahrungsergänzungen am besten immer zusammen und vor allen Dingen zu kleinen Mahlzeiten einzunehmen.

In der Natur kommen Nährstoffe immer zusammen vor, ohne sich gegenseitig zu behindern, weil sie nicht isoliert, sondern in einer biologischen Matrix aus Protein, Ballaststoffen, Wasser und unzähligen anderen Stoffen, die wir gar nicht alle kennen, eingebettet sind. Diese Matrix wird im Magen und später im Dünndarm langsam verdaut. Die Nährstoffe werden nach und nach freigegeben. Zudem ermöglicht die Matrix eine gewisse räumliche Trennung und Auftrennung über mehrere Meter Dünndarm, dem Ort der Nährstoffaufnahme. Daher konkurrieren die Nährstoffe nicht und komplexieren sich auch nicht gegenseitig.

Um dem vorzubeugen, gibt es Folgendes zu beachten: Nehmen Sie Nahrungsergänzungen immer zu kleinen, gesunden Mahlzeiten ein. So brauchen Sie sich nicht den Kopf darüber zu zerbrechen, welche nun zusammen eingenommen werden dürfen und welche nicht. Sollten Sie einen empfindlichen Magen haben, wird Ihnen diese Art der Einnahme ebenfalls am besten bekommen.

Verträglichkeit von Nahrungsergänzungen und Arzneimitteln

Wer Arzneimittel einnimmt, sollte bei Nahrungsergänzungen einige Dinge beachten: Grundsätzlich empfiehlt es sich, vor der Einnahme von Nahrungsergänzungen mit dem behandelnden Arzt zu sprechen. Im Idealfall besuchen Sie einen Arzt mit Expertise zu Nahrungsergänzungen. Es gibt Ärzte, die grundsätzlich vor Nahrungsergänzungen warnen – ob Sie nun ein Defizit haben oder nicht. Das tun sie meist aus Mangel an Fachwissen, um zu nichts Falschem zu raten und um sich so nicht angreifbar zu machen. In dem Fall empfehle ich, einen Arzt mit mehr Kenntnissen zu Nahrungsergänzungen aufzusuchen. Wenn ein Arzt grundsätzlich vor Nahrungsergänzungen, insbesondere vor Nährstoffen wie Vitamin D und Omega-3-Fettsäuren, warnt, obwohl ein Mangel vorliegt, werde ich skeptisch. Würde dieser Arzt Ihnen auch von einer Scheibe Räucherlachs auf Ihrem Frühstücksbrot abraten?

Wichtig ist der Fakt, dass sich manche Nahrungsergänzungen auf die Verstoffwechslung von Arzneimitteln auswirken können. Der Mechanismus dahinter ist der, dass Nahrungsergänzungen die Enzyme in der Leber (Cytochrom P450-Enzyme), die in der Regel Arzneimittel verarbeiten, entweder hemmen oder deren Aktivität erhöhen können. Das hat eine andere Wirkung der Arzneimittel durch veränderte Blutwerte zur Folge. Ihr Arzt würde sagen, Sie sind dann nicht mehr »gut eingestellt«. Das kann in der Tat problematisch werden.

Daher empfehle ich dringend, bei der zusätzlichen Einnahme von Bitterstoffen, bitteren Nahrungsergänzungen sowie Extrakten aus Grünpflanzen, Kräutern und Gewürzen die parallele Einnahme von Medikamenten zu überdenken. Sprechen Sie mit Ihrem Arzt darüber und klären Sie mögliche Komplikationen ab. Eine zeitlich verschobene Einnahme könnte eine Lösung sein.

Bei den folgenden Nahrungsergänzungen (Extrakte und Pulver daraus) sollten Sie besonders vorsichtig sein, sollten Sie Medikamente einnehmen: Curcumin, Weihrauch, Grapefruit, Johanniskraut, Baldrian, Hopfen, CBD-Öl, Passionsblume, Chlorella, Ginkgo, Artischocke, Mariendistel, Knoblauch, Quercetin, Olivenblatt, Grüntee, Sulforaphan, Berberin, Ginseng, Bacopa, Rosenwurz, Ashwagandha, Maca.

Vitalpilze werden übrigens anders in der Leber verarbeitet und vertragen sich sehr gut mit Medikamenten, es kommt zu keinen Wechselwirkungen – dazu wurde von der Medina Foundation in Spanien eine Übersichtsstudie durchgeführt, und das bestätigt auch die Praxis. Nährstoffe vertragen sich in der Regel sehr gut mit Arzneimitteln, besonders beim Vorliegen eines Mangels.

Qualitätskriterien für gute Nahrungsergänzungsmittel

Sie sollten sich vor der Anwendung von Nahrungsergänzungsmitteln immer ausreichend informieren und stets qualitätsvolle Produkte wählen. Die standardisierte Qualität eines Mittels ist sehr wichtig, besonders wenn es sich um ein Extrakt oder um eine Nahrungsergänzung tierischen Ursprungs handelt. Auch die Potenz, also die Wirkungsstärke eines Produktes, kann variieren – welche Potenz für Sie die richtige ist, können Sie lediglich durch Empfehlungen von Experten, Ausprobieren oder Vergleichen herausfinden. Bitte gehen Sie dabei immer vorsichtig vor und wählen Sie immer nur ein Produkt zur Zeit, wenn Sie sich bei der passenden Potenz nicht sicher sind. Wenn Sie auf die folgenden Qualitätskriterien achten, können Sie ein gutes von einem weniger guten Produkt unterscheiden, und es wird Ihnen leichtfallen, gute Produkte auszuwählen:

- **Realistischer Preis**. Nicht zu hoch. Nicht zu niedrig. Realistisch.
- **Effektive Dosierung, individuell dosierbar**. Nicht zu hoch. Nicht zu niedrig. Möglichkeit der individuellen Dosierung.
- **Herstellung in Europa.** Nicht immer 100 % umsetzbar (z. B. Ginseng, Ashwagandha), aber eine gute Faustregel.
- **Transparenz.** Wer steckt hinter der Firma und den Produkten? Eine etablierte Firma mit Namen und Gesichtern, oder eine No-Name-Firma mit Firmensitz auf den Seychellen?

- **Offenlegung.** Wie werden die Produkte hergestellt?
- **Chemische Analysen & Schadstoffanalysen** zu den Produkten verfügbar?
- **Verzicht auf unnötige Zusatzstoffe, Aromen, Geschmacksverstärker, Konservierungsmittel, Verdickungsmittel, Farbstoffe?** Viele Produkte in Drogerien und Apotheken sind leider voller Zusatzstoffe.
- **Frischegarantie**. Sind die Produkte garantiert frisch oder schon oxidiert?
- **Bioverfügbarkeit**. Sind die Produkte bioverfügbar bzw. in einer Form, die der Körper aufnehmen kann?
- Gibt es einen **Kundensupport**, an den Sie sich bei Fragen wenden können?
- **Dunkle Glasverpackung**. Nachhaltig, ohne Plastik und lichtgeschützt.

Auf diese Qualitätskriterien achte ich persönlich und kann dies auch so empfehlen. Beachten Sie bitte zusätzlich die Tipps für Omega 3, Vitamin K_2, Adaptogene und Vitalpilze an der entsprechenden Stelle im Buch. Eine Liste mit Herstellern und Produkten, die ich empfehle, finden Sie auf www.schnelleinfachgesund.de

Nahrungsergänzungen kaufen

Nahrungsergänzungen können im Internet, in der Drogerie, in Einzelhandel, in der Apotheke oder direkt bei Therapeuten erworben werden. Sowohl online als auch im Handel vor Ort werden gute und weniger gute Produkte angeboten, und kein Händler ist vor qualitativ schlechten oder gar gesundheitsschädlichen Produkten gefeit.

In Reformhäusern und Bio-Supermärkten ist die Qualität im Allgemeinen besser, da hier mehr Wert auf Nachhaltigkeit und die Inhalts- und Zusatzstoffe gelegt wird. Im Internet finden wir Himmel und Hölle – auch auf Versandplattformen wie Amazon gibt es sehr gute und sehr schlechte Anbieter, oft Seite an Seite. Das Beste, was Sie aus meiner Sicht tun können, ist, sich auf bestimmte Hersteller zu konzentrieren, diesen zu vertrauen und sich auszuprobieren.

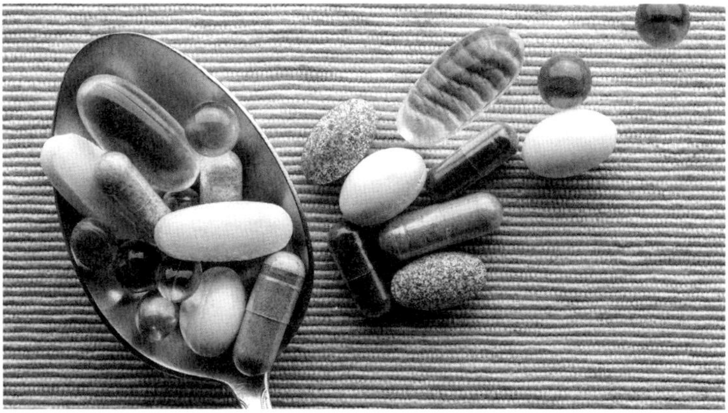

Achten Sie auf gute Qualität beim Kauf von Nahrungsergänzungen, das kommt Ihrer Gesundheit zugute.

Aber welche Hersteller denn nun? Welche ich persönlich empfehle, können Sie auf meiner Website nachlesen. Ich kaufe meine Nahrungsergänzungen eigentlich alle im Internet bei ausgewählten Herstellern, die sich über die Jahre als (für mich) die besten herausgestellt haben. Der Vorteil im Internet im Vergleich zu Apotheken und Einzelhandel ist, dass der Mittelsmann (in dem Fall Großhandel, Großlager bzw. die Verkaufsstellen selbst) wegfällt – wenn Sie direkt beim Hersteller kaufen, ergibt sich oft ein günstigerer Preis und auch eine bessere Qualität, als es im Einzelhandel möglich ist. Aber vielleicht haben Sie ja schon einen Hersteller, mit dem Sie gute Erfahrungen gemacht haben, oder einen Experten, auf dessen Meinung Sie vertrauen? Das ist eine sehr gute Herangehensweise. Mit den bereits im Kapitel »Das A&O der Produkte: die Qualität« (S. 46 ff.) genannten Tipps können Sie schnell herausfinden, wie »gut« ein Hersteller wirklich ist.

Es lohnt sich immer, mitzudenken – bei Lebensmitteln tun Sie das höchstwahrscheinlich, bei Nahrungsergänzungen empfehle ich das auch. Manchmal kommt es dazu, dass Sie seltsame Ergänzungen empfohlen bekommen – Sie können diese Empfehlung nicht nachvollziehen. Bleiben Sie kritisch, denken Sie mit, klären Sie sich auf. Das ist der Königsweg.

Die 28 wichtigsten Nahrungsergänzungen

Im folgenden Kapitel stelle ich die aus meiner Sicht wichtigsten Nahrungsergänzungsmittel in den Fokus und möchte auf diese gerne etwas ausführlicher eingehen: Ich erkläre, welche Vorteile sie bringen können, wann sie sich anbieten und wie sie am besten eingesetzt werden können. Bei den hier aufgelisteten **Nährstoffen** sind zur besseren Orientierung für Sie jeweils kurze Fragen zum Ankreuzen als Selbsttests ergänzt, die selbstverständlich keine Bluttests oder sonstige Analysen ersetzen, jedoch bereits wichtige Hinweise auf eine Unterversorgung geben können. Das bringt Erleichterung und grenzt die Suche nach Defiziten ein. Die Nährstoffe sind nach Häufigkeit der Defizite gelistet: Omega 3, Vitamin D, Vitamin K_2, Vitamin A, Folsäure, Jod, Eisen, Magnesium, Zink, Selen, Cobalamin, Proteine, Schwefel. Zusätzlich finden Sie zu jedem Nährstoff weitere Informationen zu Funktionen im Körper, den Lebensmittelquellen, Mangelsymptomen und Symptomen einer Überdosierung, der jeweiligen Nahrungsergänzung, der Tagesdosis, zum Blutwert, zu möglichen Kombinationen und Synergien sowie zu möglichen Kontraindikationen.

Wichtige und sinnvolle **Vitalpilze** sowie **Adaptogene** folgen nach den Nährstoffen in alphabetischer Reihenfolge und werden jeweils mit ihren speziellen Wirkmechanismen sowie der empfohlenen Tagesdosis, der Nahrungsergänzung, möglichen Synergien und – wenn vorhanden – Kontraindikationen aufgeführt.

Es gibt fast 50 essenzielle Substanzen, die unser Körper braucht, jedoch sind nicht alle klassische Mangelnährstoffe – und für manche gibt es schlichtweg keine guten Analysemethoden, um ein Defizit festzustellen. Bei den Fragen der Selbsttests gilt: Je häufiger Sie ein Kreuz bei zutreffenden Aussagen machen, desto höher ist bei Ihnen das Risiko eines Defizits.

Ergänzungen im Selbsttest

Omega-3-Fettsäuren

Funktionen im Körper

Omega-3-Fettsäuren sind Bestandteil unserer Zellmembran und halten diese fluide (beweglich), ermöglichen die Aufnahme von Nährstoffen in die Zellen und den Abtransport von Abbaustoffen. Sie sind am Fett- und Cholesterinstoffwechsel, an der Gallenbildung, der Entgiftung, der Bildung neuer Nervenzellen und Synapsen sowie den Glückshormonen beteiligt. Verbessern Muskelfunktion, Schleimhäute, Immunfunktion, lindern Entzündungen (akut und chronisch), fördern die Durchblutung.

Lebensmittelquellen

EPA & DHA: Fetter Seefisch, Meeresfrüchte, Algen, Weidefleisch, Bio-Eier

ALA (Alpha-Linolensäure): Chia, Lein, Hanf, Walnüsse

Mangelsymptome

Herz-Kreislauf-Erkrankungen, chronische Entzündungen, Depressionen, erhöhte Blutfett- und Cholesterinwerte, chronische Schmerzen, Schlafprobleme, entzündliche Hautprobleme

Symptome einer Überdosierung

Keine bekannt – theoretisch erhöhter Energieverbrauch, instabile Zellmembranen und angestrengte Mitochondrien (oxidativer Stress)

Nahrungsergänzung

Hoch-reines Fischöl (arktischer Wildfang) oder Algenöl mit Vitamin E, Olivenöl, Olivenextrakt, Rosmarinextrakt

Tagesdosis

1–3 g

Blutwert

Omega-3-Index (> 8 %), Omega-6:3-Verhältnis < 6:1

Kombinationen & Synergien

Entzündungen, Schmerzen und Lebensqualität: Vitamin A & D, Antioxidantien, Reishi, CBD-Öl

Kontraindikationen

Keine

Sonstige Bemerkungen

EPA und DHA sind die wichtigsten und am besten erforschten Omega-3-Fettsäuren – ALA als pflanzliche Omega-3-Fettsäure wird nur schlecht im Körper in EPA & DHA umgewandelt und eignet sich nicht zur Bedarfsdeckung.

Die von der DGE empfohlene Tagesmenge von 300 mg reicht nicht zur Bedarfsdeckung aus.

Sinnvoll, wenn diese Aussagen auf Sie zutreffen:

- ❏ Ich esse weniger als 3x wöchentlich Fisch oder Meeresfrüchte.
- ❏ Ich nehme kein Omega-3-Supplement ein.
- ❏ Ich neige zu chronischen Entzündungen.
- ❏ Ich neige zu chronischen Schmerzen oder Migräne.
- ❏ Ich neige zu Allergien & Heuschnupfen.
- ❏ Meine Schleimhäute sind eher trocken und reizbar.
- ❏ Ich neige zu Stimmungsschwankungen oder depressiven Episoden.
- ❏ Ich leider unter Herz-Kreislauf-Erkrankungen.
- ❏ Meine Blutfett- und LDL-Cholesterinwerte sind erhöht.
- ❏ Ich leider unter entzündlichen Hautproblemen.

Vitamin D

Funktionen im Körper
Wirkt über seinen Nukleärrezeptor VDR als Hormon Calcitriol. Wahrscheinlich an der Aktivierung von über 3000 Genen beteiligt. Vitamin D ist beteiligt an Immunsystem, Darm, Haut, Knochen, Gefäßgesundheit, Glückshormonen (Serotonin), Nervenzellwachstum, Insulinbildung, Regenerationsprozessen und Testosteronbildung.

Lebensmittelquellen
Dorschleber, Eigelb, Pilze

Mangelsymptome
Winterdepressionen, häufige Infekte, Autoimmunerkrankungen, niedrige Knochendichte, geringe Libido, entzündliche Hautprobleme, langsame Wundheilung, Verdauungsbeschwerden, Nervosität

Symptome einer Überdosierung
Erhöhte Calciumspiegel (Hyperkalzämie), Übelkeit, Erbrechen, Appetitlosigkeit, Schmerzen, Durst, Harndrang

Nahrungsergänzung
Als D_3 Cholecalciferol (aus Schafwolle oder Flechten) oder D_2 Ergocalciferol

Tagesdosis
2000–5000 IE täglich

Blutwert
> 40 ng/ml/100 nmol/l (für viele gelten 40–80 ng/ml als ideal)

Kombinationen & Synergien
Immunsystem: Vitamin A, C, Zink, Omega-3-Fettsäuren
Knochen- & Gefäßgesundheit: Vitamin K_2, Magnesium

Kontraindikationen
Hohe Sonnenexposition

Sonstige Bemerkungen
Dosierung je nach Blutwert. Es gibt Low-Responder, die höhere Dosierungen benötigen, High-Respondern reichen oftmals schon 2000 IE täglich.
Die empfohlene Tagesdosis von 1000 IE bringt keine Anhebung der Blutwerte auf ein gesundes Level und ist zu niedrig. Vitamin A, K_2 und Magnesium reduzieren das Risiko einer Überdosierung (kommt sehr selten vor).

Sinnvoll, wenn diese Aussagen auf Sie zutreffen:
❏ Ich leide ganzjährig oder im Winter unter Depressionen.
❏ Ich leide an einer Autoimmunerkrankung.
❏ Ich leide unter entzündlichen Hautproblemen.
❏ Meine Knochendichte ist reduziert.
❏ Meine Calciumblutwerte sind reduziert.
❏ Ich habe eine langsame Wundheilung.
❏ Ich gehe im Sommer nicht mindestens 20 Minuten täglich mit dem ganzen Körper und ohne Sonnencreme in die Sonne.
❏ Ich nehme zwischen Oktober und April keine Vitamin-D-Ergänzung ein.

Vitamin K_2

Funktionen im Körper

Wichtiges und lange unterschätztes Vitamin. Beteiligt an der Blut-Koagulation (Blutgerinnung), am Aufbau von Knochenmasse (Aktivierung von Osteocalcin), Herz-Kreislauf-Gesundheit (Aktivierung von Matrix-Gla-Protein, das atherosklerotische Plaques lösen kann), Testosteronbildung, mitochondrialer Atemkette (ähnliche Wirkung wie Coenzym Q10 als Elektronenüberträger), verstärkt die Insulinwirkung.

Lebensmittelquellen

K_2 (Menachinon): Hartkäse, Weichkäse, Kimchi, Natto, Weidefleisch, Weidebutter
K_1 (Phyllochinon): grünes Gemüse, Kräuter, Sprossen
K_2 ist bioverfügbarer und aktiver als K_1.

Mangelsymptome

Gefäßverkalkung, schlechte Insulinwirkung, Testosteron- und Libidomangel, Mitochondriopathie, langsame Blutgerinnung, geringe Knochendichte

Symptome einer Überdosierung

Keine bekannt

Nahrungsergänzung

Als Vitamin K_2 MK7 in Kapseln mit Eisenoxid beste Bioverfügbarkeit. Alternativ als Tropfenpräparat allein oder mit Vitamin D_3.

Tagesdosis

200 mcg (bis 1000 mcg gelten als sicher, sofern keine Blutverdünner eingenommen werden)

Blutwert

6–15 ng/ml (Idealwert, noch wenig erforscht)

Kombinationen & Synergien
Knochen: Vitamin D_3, Magnesium, Kollagen, Bor
Herz-Kreislauf-Gesundheit: Vitamin D_3, Omega-3-Fettsäuren
Mitochondrien: Coenzym Q10, Taurin

Kontraindikationen
Bei Blutverdünnern (auch Vitamin K_2-Antagonisten wie Warfarin & Marcumar) nicht mehr als 200 mcg täglich

Sonstige Bemerkungen
Verbesserung der Knochendichte & Gefäßgesundheit dauert 2–3 Jahre, ist aber nachweislich sehr effektiv.
Vitamin K_2 wird auch in unserem Darm gebildet, v. a. durch *Bacillus subtilis* (kann auch als Sporen-Probiotikum eingenommen werden).

Sinnvoll, wenn diese Aussagen auf Sie zutreffen:
❏ Ich habe eine langsame Blutgerinnung.
❏ Ich nehme Blutverdünner/Blutgerinnungshemmer ein.
❏ Ich habe eine Mitochondriopathie.
❏ Ich habe geringe Libido und Testosteronwerte.
❏ Ich bin Herz-Kreislauf-Risikopatient.
❏ Für Frauen: Ich habe die Wechseljahre hinter mir.
❏ Meine Knochen weisen eine geringe Dichte auf.
❏ Ich leide unter Diabetes Typ 2.
❏ Meine Blutgefäße weisen atherosklerotische Plaques auf.
❏ Ich esse nicht regelmäßig gereiften Käse oder Natto.

Vitamin A

Funktionen im Körper

Vitamin A ist als 9-cis-Retinsäure ähnlich wie Vitamin D ein Hormon im Körper. Es wirkt über seinen Nukleärrezeptor und aktiviert im Zellkern wichtige Gene, die das Immunsystem, Darm, Haut, Regeneration, Fettstoffwechsel, Eisenstoffwechsel, Blutbildung, Sehkraft, Wärmehaushalt, Testosteronbildung und die Schilddrüsen-Gesundheit regeln. Als Retinal wirkt es in der Netzhaut der Augen in den Rhodopsinen (Pigment-Proteine) mit.

Lebensmittelquellen

Leber, Eigelb, Butter als Retinsäure

Mangelsymptome

Nachtblindheit, Augenprobleme, trockene, spröde Haut, trockene Schleimhäute, Immunerkrankungen, Immunschwäche, schnelles Frieren, hohe Blutfettwerte, schlechte Fettverbrennung, Eisen- und Ferritinmangel trotz Eiseneinnahme

Symptome einer Überdosierung

Übelkeit, Erbrechen

Nahrungsergänzung

Vitamin-A-Tropfen mit Retinylpalmitat

Tagesdosis

3000–5000 IE (0,9–1,5 mg)

Blutwert

Schwer messbar, lediglich als RBP (retinol-bindendes Protein), aber selten und unpräzise

Kombinationen & Synergien
Immunsystem: Vitamin D
Blutbildung: Biotin, B_9, B_{12}, Eisen, Zink, Kupfer, Mangan

Kontraindikationen
Hoher Leberkonsum

Sonstige Bemerkungen
Klinischer Mangel selten, subklinischer Mangel häufig. Sowohl ein Mangel als auch eine Überversorgung (> 10 000 IE täglich) ist fruchtschädigend.

Sinnvoll, wenn diese Aussagen auf Sie zutreffen:
❑ Ich bin häufig krank.
❑ Ich leider unter Allergien, Heuschnupfen, Neurodermitis oder Asthma.
❑ Ich leide unter einer Autoimmunerkrankung.
❑ Ich habe erhöhte Blutfettwerte.
❑ Meine Schleimhäute sind häufig trocken und gereizt.
❑ Ich habe Eisen- und Blutmangel (Anämie) trotz Eiseneinnahme.
❑ Ich esse selten bis nie Leber.
❑ Ich leide unter Nachtblindheit oder gewöhne mich nur langsam an die Dunkelheit.
❑ Ich bin Raucher und/oder nehme Statine ein.

Folsäure

Funktionen im Körper
Setzt sich aus Glutaminsäure und Pteroinsäure zusammen, ist als Vitamin B_9 bekannt. Überträger von Methyl-, Methylen- und Formyl-Gruppen im Stoffwechsel, am Aufbau der DNA beteiligt. Wird für nahezu alle Wachstums- und Regenerationsprozesse benötigt.

Lebensmittelquellen
Grünes Gemüse, Sprossen & Keimlinge, Pilze, Innereien, Obst, Beeren

Mangelsymptome
Zellteilungsstörungen, Regenerationsstörungen, erhöhte Homocysteinwerte (auch $B_6 + B_{12}$), Neuralrohrdefekte & Missbildungen bei Embryos, Immunschwäche, Konzentrationsprobleme, Blutarmut, Hämoglobinmangel

Symptome einer Überdosierung
Nicht bekannt

Nahrungsergänzung
Als synthetische Folsäure oder die aktiven Formen Pteroilmonoglutaminsäure, 5-Methyl-Tetrahydrofolat, Folat, Methylfolat

Tagesdosis
200–400 mcg für Erwachsene, bis zu 800 µg in der Schwangerschaft

Blutwert
Serum › 2,5 ng/ml

Kombinationen & Synergien
Generell: Alle anderen B-Vitamine

Regeneration & Blutbildung: Eisen, Zink, Kupfer, Vitamin A, Cordyceps

Kontraindikationen

Keine

Sonstige Bemerkungen

30 % der Bevölkerung können die synthetische Folsäure nicht in die aktive Form umwandeln.

Eine Studie aus dem Jahr 2009 (Ebbing, Bønaa, Nygård, & Arnesen, 2009) sollte zeigen, dass die Einnahme von Folsäure und B_{12} das Krebsrisiko erhöht. In dieser Studie wurden jedoch synthetische Folsäure und die inaktive B_{12}-Form Cyanocobalamin (Watanabe, 2007) verwendet, weswegen die Studie keine Aussagekraft hat.

Bei Methotrexat-Einnahme ist Folsäure hochdosiert wichtig.

Im ersten Schwangerschafts-Trimester steigt der Bedarf auf 800 µg täglich, danach 600 µg.

Folat ist hitzeempfindlich und wird beim Kochen zerstört.

In den USA und in Kanada ist seit 1998 ein Folsäurezusatz zum Weizenmehl gesetzlich vorgeschrieben. Seitdem kommen in Kanada nur noch etwa halb so viele Kinder mit Spina bifida zur Welt.

Sinnvoll, wenn diese Aussagen auf Sie zutreffen:

- ❑ Ich bin schwanger.
- ❑ Ich regeneriere nur schwer.
- ❑ Ich habe Konzentrationsprobleme.
- ❑ Ich leide unter Anämie und/oder Hämoglobinmangel.
- ❑ Ich trinke regelmäßig (> 3x wöchentlich) Alkohol.
- ❑ Ich leide unter Psoriasis (Schuppenflechte).
- ❑ Ich nehme Methotrexat oder einen anderen Folsäure-Antagonisten ein.
- ❑ Ich nehme Antiepileptika ein.
- ❑ Ich nehme Protonenpumpeninhibitoren ein.

Jod

Funktionen im Körper
Jod wird in jeder Körperzelle benötigt und regelt Wachstums- und Regenerationsprozesse. Die wichtigste Funktion ist die Bildung des Schilddrüsenhormons Thyroxin, darüber hinaus regelt es die Immunaktivität, Mitochondrienwachstum, Hormonbildung und die Regeneration von Nervenzellen.

Lebensmittelquellen
Fisch, Meeresfrüchte, Algen, Milchprodukte

Mangelsymptome
Schilddrüsenunterfunktion, Verstopfung, erhöhte Blutfett- und Cholesterinwerte, Müdigkeit, Erschöpfung, Haarausfall, trockene Haut an den Ellbogen, häufiges Frieren, langsamer Stoffwechsel

Symptome einer Überdosierung
(entsprechen den Symptomen einer Schilddrüsenüberfunktion) Herzrasen, Schweißausbrüche, Neigung zu Durchfall, Hitzewallungen, Nervosität, erhöhte Schilddrüsenwerte

Nahrungsergänzung
Als Kaliumiodid, Kelp-Extrakt oder Wakame (Brauntang)

Tagesdosis
300–1000 µg, sofern keine entzündliche Schilddrüsenerkrankung (Hashimoto, Basedow) vorliegt

Blutwert
Ungenau, Jodmangel-Test (Urin oder Haut) beim Heilpraktiker ist am besten – Schilddrüsenunterfunktion (TSH > 2,5 und fT3 < 3,0 pg/ml) sind starke Indizien

Kombinationen & Synergien

Zink, Selen, Vitamin A, Vitamin D, Omega-3-Fettsäuren (für gesunde Schilddrüsenfunktion & Mitochondrien), Cordyceps & Reishi (entzündungslindernd und anregend auf Schilddrüse)

Kontraindikationen

Morbus Basedow, Hashimoto (langsames Einschleichen möglich, in Absprache mit Therapeuten, zuerst Co-Faktoren auffüllen)

Sonstige Bemerkungen

Jodiertes Speisesalz ist meist nicht ausreichend zur Bedarfsdeckung; auch nach Entfernung der Schilddrüse besteht für den Körper ein Jod-Bedarf.

Generell sehr unterschätzter Nährstoff, sehr vorurteilsbehaftet und doch wichtig. Co-Faktoren beachten.

Sinnvoll, wenn diese Aussagen auf Sie zutreffen:

- ❏ Mir ist häufig kalt und ich friere schnell.
- ❏ Kaltes Wasser bereitet mir Schmerzen.
- ❏ Ich habe eine träge Verdauung und neige zu Verstopfung.
- ❏ Die Haut an den Ellbogen ist trocken und spröde.
- ❏ Ich habe eine Schilddrüsenunterfunktion.
- ❏ Ich habe einen Kropf (Vergrößerung der Schilddrüse).
- ❏ Ich habe geringe Testosteronwerte.
- ❏ Ich regeneriere nur langsam nach dem Sport.
- ❏ Ich fühle mich früh nicht erholt.
- ❏ Ich habe ein höheres Schlafbedürfnis.
- ❏ Ich habe einen langsamen Stoffwechsel.

Eisen

Funktionen im Körper
Eisen ist (als Teil von Hämoglobin) am Sauerstofftransport im Blut sowie an der Energiegewinnung in den Mitochondrien (Bestandteil der Cytochrom-C-Oxidase) beteiligt. Es ist wichtig für Konzentration & Fokus, ein gesundes Nervensystem, Durchblutung, Immunfunktion, für die Leberentgiftung und die Arbeit der Schilddrüse (als Teil der Thyreoperoxidase)

Lebensmittelquellen
Rotes Fleisch, Innereien, Hirse, Hafer, Spinat (ja, trotz des Popeye-Mythos!), dunkle Schokolade

Mangelsymptome
Anämie (Blut-, Hämoglobin- und Eisenmangel), Schilddrüsenunterfunktion, Müdigkeit, Antriebslosigkeit, Kurzatmigkeit, Kreislaufprobleme, langsamer Stoffwechsel, geringe Immunfunktion, geringe Muskelmasse, Blässe, Herzrasen, brüchige Nägel, Haarausfall

Symptome einer Überdosierung
Oxidativer Stress, instabiler Blutzucker

Nahrungsergänzung
Eisencitrat, Eisenbisglycinat, Curryblatt-Extrakt, Eisen mit Laktoferrin

Tagesdosis
10–30 mg

Blutwert (Serum)
Eisen: 100–160 µg/dl
Ferritin: 50–250 mg/dl
Transferrin: 200–360 mg/dl

Kombinationen & Synergien
Blutbildung: Vitamin A, Zink, B_9, B_{12}, Biotin
Schilddrüse: Zink, Selen, Jod, Vitamin A & D
Mitochondrienfunktion: B-Vitamine, Magnesium

Kontraindikationen
Hämochromatose (Eisenspeicherkrankheit), Infektion, chronische Entzündungen

Sonstige Bemerkungen
Oral wird besser vertragen als per Infusion. Bedarf während der Schwangerschaft erhöht. Einnahme sollte nur nach Abgleich der Blutwerte erfolgen.
Vitamin C und Polyphenole erhöhen die Aufnahme im Darm – Getreide & Nüsse (Phytinsäure) und Kaffee hemmen sie.
Wenn Eisen im Blut reduziert und Ferritin erhöht ist, spricht das für eine Infektion oder chronische Entzündung.
Die Blutbildung benötigt genannte Co-Faktoren.

Sinnvoll, wenn diese Aussagen auf Sie zutreffen:
❏ Ich bin häufig blass.
❏ Ich bin psychisch und körperlich nicht sehr belastbar.
❏ Ich bin kurzatmig.
❏ Ich bin häufig müde und erschöpft.
❏ Ich habe eine Schilddrüsenunterfunktion.
❏ Ich bin Vegetarier oder Veganer.
❏ Ich habe geringe Hämoglobin- und Erythrozyten-Werte.
❏ Meine Nägel sind brüchig.
❏ Ich leide unter Haarausfall.
❏ Ich bin häufig krank.
❏ Ich habe häufig Herzrasen.

Magnesium

Funktionen im Körper
Magnesium ist DER Nährstoff für Energie und an fast allem rund um die Energie und energiereiche Prozesse beteiligt: Es regelt die Energiebildung (ATP-Bildung, Mitochondrienfunktion), Nervenzellwachstum, einen stabilen Blutzucker, stabile und ruhige Nerven, Muskelfunktion und Knochengesundheit

Lebensmittelquellen
Grünes Gemüse, Wildkräuter, Kräuter, Fleisch, Nüsse, Getreide

Mangelsymptome
Müdigkeit, Erschöpfung, Muskelkrämpfe, Muskelzucken, Muskelschwäche, nervöses Augenzucken, Blutzuckerschwankungen, hohes Kaffeebedürfnis, Stimmungsschwankungen, flatternde Nerven

Symptome einer Überdosierung
Dünner Stuhl bis Durchfall

Nahrungsergänzung
Im Allgemeinen gute bis sehr gute (70–90 %) Bioverfügbarkeit als Kapsel oder Pulver in folgenden Formen: Magnesiumoxid, -hydroxid, -ascorbat, -taurat, -threonat, -glycinat, -malat, -citrat.
Nicht empfehlenswert ist Magnesiumchlorid oder Magnesiumcarbonat.

Tagesdosis
300–500 mg

Blutwert
0,8–1,1 mmol/l (Zielwert > 0,95 mmol/l)

Kombinationen & Synergien

Energie: B-Vitamine, Vitamin D, Omega 3, Cordyceps, Ashwagandha

Blutzucker: B-Vitamine, Coenzym Q10, Chrom, Omega-3-Fettsäuren

Kontraindikationen

Neigung zu Durchfall

Sonstige Bemerkungen

Die einzelnen Magnesiumformen wirken teils verschieden im Körper, z. B. ist Magnesium als -threonat und -taurat verstärkt im Gehirn aktiv, -citrat mehr im Blutzucker. Ich empfehle eine Mischung verschiedener Formen, wer hier optimieren möchte. Für die meisten reicht es jedoch, irgendein Magnesium einzunehmen, sofern Bedarf besteht.

Kaffee und Stress erhöhen den Verbrauch von Magnesium, genauso wie Protonenpumpeninhibitoren, Antidiabetika und Diuretika.

Sinnvoll, wenn diese Aussagen auf Sie zutreffen:

❑ Ich bin ständig müde und erschöpft.

❑ Ich komme früh nur mit Kaffee in Fahrt und trinke insgesamt viel Kaffee.

❑ Ich habe nervöse Augenzuckungen.

❑ Ich leide am Restlegs-Legs-Syndrom.

❑ Ich nehme Medikamente ein.

❑ Ich esse nur wenig grüne Lebensmittel.

❑ Ich bin nervös und verliere schnell die Nerven.

❑ Ich bin körperlich und psychisch wenig belastbar.

❑ Ich fühle mich oft so, als sei mir »der Stecker gezogen worden«.

Zink

Funktionen im Körper

Zink ist Bestandteil sogenannter Zink-Finger-Proteine und reguliert die Aktivierung Hunderter Gene, die nahezu alle mit Wachstum und Regeneration zu tun haben. Es ist damit an der Funktion von Haut, Darm, Lunge, Immunsystem, Blutzucker, Blutdruck, Hormonproduktion und der Entzündungslinderung beteiligt.

Lebensmittelquellen

Rotes Fleisch, Innereien, Meeresfrüchte (Austern), Hanfsamen, Kürbiskerne, Haferflocken, Hirse, Pilze

Mangelsymptome

Müdigkeit, Immunschwäche, chronische Entzündungen, Autoimmunerkrankungen, Schilddrüsenentzündung, brüchige Nägel, weiße Flecken unter den Fingernägeln, mangelnde Regeneration, langsame Wundheilung, Libidomangel, Leaky-Gut-Syndrom

Symptome einer Überdosierung

Übelkeit, Erbrechen, Lebererkrankungen, Vergiftungserscheinungen, Geschmacksverlust, Darmkrämpfe, Durchfall

Nahrungsergänzung

Als Zinkcitrat, Zinkgluconat oder Zinkascorbat in Kapselform, als Zinksulfat in Tropfenform

Tagesdosis

10–25 mg

Blutwert

Normwert im Serum 70–150 µg/dl, ideal sind 120–150 µg/ml

Kombinationen & Synergien

Schilddrüse und entzündungslindernd: Selen und Vitamin C
Immunsystem: Vitamin A, C, D, Omega 3, Cordyceps, Echinacea
Sportler: Proteinpräparate, Kreatin, Omega 3
Wundheilung & Regeneration: Omega-3-Fettsäuren, Vitamin A, Vitamin D, Coenzym Q10

Kontraindikationen

Keine

Sonstige Bemerkungen

Zink reizt nüchtern den Magen, daher frühestens nach dem Frühstück einnehmen.
Flüssiges Zink kann lokal (Gurgeln) in Wasser verdünnt bei Virusinfekten im Rachenbereich verwendet werden.
Zinksalbe fördert die Wundheilung und ist bei Surfern beliebt als Sonnenschutz (Zinkoxid) und nachhaltiger als Sonnenschutz auf Titandioxid-Basis

Sinnvoll, wenn diese Aussagen auf Sie zutreffen:

- ❑ Ich habe eine langsame Wundheilung.
- ❑ Ich regeneriere nach dem Sport nur langsam.
- ❑ Ich bin öfter krank und habe mehrmals jährlich Infekte.
- ❑ Ich neige zu chronischen Entzündungen.
- ❑ Ich leide unter Insulinresistenz.
- ❑ Ich leide unter dem Leaky-Gut-Syndrom.
- ❑ Ich habe eher wenig Libido und sexuelle Energie.

Selen

Funktionen im Körper
Selen ist Teil der 21. Aminosäure für uns Menschen, das Selenocystein, und als solches am Aufbau von Proteinen beteiligt. Zusammen mit Zink reguliert es Entzündungen, regeneriert als Co-Faktor der Glutathion-Reduktase die Regeneration unseres Master-Antioxidans Glutathion und schützt vor Infekten.

Lebensmittelquellen
Paranüsse, Fisch, Meeresfrüchte, Innereien, Eier

Mangelsymptome
Muskelschwäche, Müdigkeit, Abgeschlagenheit, Konzentrationsschwäche, Schilddrüsenunterfunktion (fT3-Mangel), Haarausfall, gestörte Nagelbildung, Infektanfälligkeit, Fruchtbarkeitsstörung, geringe Spermienbildung

Symptome einer Überdosierung
Übelkeit, Erbrechen, Kopfschmerzen

Nahrungsergänzung
Organisch als Selenomethionin, Selenhefe oder anorganisch als Natriumselenit

Tagesdosis
70–200 mcg

Blutwert
Referenzwert 50–120 µg/l, ideal sind 100–140 µg/l

Kombinationen & Synergien
Schilddrüse & entzündungslindernd: Jod, Zink, Vitamin C, Omega-3-Fettsäuren

Kontraindikationen
Keine

Sonstige Bemerkungen
Böden in Deutschland sind arm an Selen und eine Unterversorgung häufig.
Organische Formen haben eine bessere Bioverfügbarkeit, können sich aber im Körper anreichern und Überdosierungen verursachen. Mit Natriumselenit sind Überdosierungen selten, da es sich nicht im Körper anreichert.
Wenn fT4 hoch, aber fT3 im Blut niedrig ist, liegt meist Selenmangel vor (da Selen Teil der Deiodasen zur Umwandlung ist).
Erst ab einem Blutwert von 110–120 µg/l tritt die entzündungslindernde Wirkung in Kraft, daher sollte das obere Ende des Referenzbereichs angestrebt werden.

Sinnvoll, wenn diese Aussagen auf Sie zutreffen:
❏ Ich habe eine Schilddrüsenunterfunktion.
❏ Ich bin häufig krank.
❏ Ich neige zu chronischen Entzündungen.
❏ Ich habe eine Autoimmunerkrankung.
❏ Ich habe brüchige Nägel und Haarausfall.
❏ Ich habe eine Darmerkrankung.
❏ Ich habe eine chronische Virus-Infektion (z. B. HIV).
❏ Ich muss regelmäßig eine Dialyse machen.

Cobalamin

Funktionen im Körper

Methyl-Gruppenüberträger, für Radikalreaktionen im Körper benötigt. An Wachstums- und Stoffwechselprozessen beteiligt, meist mit Folsäure zusammen. Wird für einen gesunden Stoffwechsel, Gehirn, Konzentration, Neurotransmitter, Immunsystem und Muskelfunktion benötigt.

Lebensmittelquellen

Hefe, Fermente, Fleisch, Innereien, Fisch, Käse, Eier

Mangelsymptome

Perniziöse Anämie, Muskelschwäche, Muskelabbau, Nervenstörungen, Neuropathie

Symptome einer Überdosierung

Ausschlag, allergische Symptome (sehr selten, bis 5 g B_{12} am Tag gelten als sicher)

Nahrungsergänzung

Als Methylcobalamin oder Adenosylcobalamin
Cyanocobalamin oder Hydroxycobalamin sind im menschlichen Körper inaktiv.

Tagesdosis

Referenzwert 4–5,5 µg täglich, bis 100 µg sind üblich, aber nicht immer nötig.

Blutwert

Holotranscobalamin, Gesamt-B_{12}-Spiegel, Homocystein und Methylmalonsäure sollten bei Verdacht auf B_{12}-Mangel gemessen werden.

Kombinationen & Synergien

Alle anderen B-Vitamine (v. a. B_6 und B_9)

Kontraindikationen
Keine

Sonstige Bemerkungen
Bei Einnahme von Protonenpumpeninhibitoren ist die Aufnahme gestört, da für diese im Dünndarm ein aktiver Intrinsic Factor nötig ist. Dieser wird im Magen gebildet und nur bei ausreichend Magensäure aktiviert. Hier ist Nahrungsergänzung nötig.
Der Körperspeicher hält bis zu 5 Jahre.
Eine Portion Leber deckt den Monatsbedarf (Überdosierung jedoch unmöglich).
Vitamin B_{12} kann auch passiv über die Mund- und Darmschleimhaut aufgenommen werden. Hierfür gibt es spezielle sublinguale Formulierungen.
Wird als Gegengift bei Cyanid-Vergiftung eingesetzt.
Wird bei Wiederkäuern im Pansen gebildet – wir Menschen können das leider nicht.

Sinnvoll, wenn diese Aussagen auf Sie zutreffen:
❏ Ich bin Vegetarier oder Veganer.
❏ Ich habe Magensäure-Mangel.
❏ Ich nehme Protonenpumpeninhibitoren ein.
❏ Ich bin schwanger oder stillend.
❏ Ich habe Blutarmut oder perniziöse Anämie.
❏ Ich trinke regelmäßig (> 2x pro Woche) Alkohol.

Proteine und Aminosäuren

Funktionen im Körper
Unsere 21 proteinogenen Aminosäuren bauen alle Proteine im Körper auf. Proteine sind Stütz- und Strukturgeber für die Zellstruktur, Muskeln, Knochen, Haut, Haare, Enzyme, Transporter, Hormone – kurz: für alles zuständig, was uns »lebendig« macht.

Lebensmittelquellen
Fleisch, Fisch, Meeresfrüchte, Eier, Milchprodukte, Hülsenfrüchte, Vollkorngetreide, Nüsse, Samen, Pseudogetreide, Pilze

Mangelsymptome
Muskelschwäche, Wachstumsstörungen, Blässe, Müdigkeit, geringe Belastbarkeit, Knochenschwäche, langsame Wundheilung, langsame Regeneration, Heißhunger

Symptome einer Überdosierung
Keine (eine gesunde Niere kann entgegen vielen Gegenbehauptungen bis zu 300 g Protein pro Tag verarbeiten)

Nahrungsergänzung
Proteinpulverpräparate (Wheyprotein, Hanfprotein, Reisprotein), essenzielle Aminosäuren

Tagesdosis
Protein: Je nach Ernährung und Bedarf
Essenzielle Aminosäuren: 5–20 g

Blutwert
Serum-Albumin Referenzbereich 3,5–5,4 g/dl, optimal › 4,5 g/dl

Kombinationen & Synergien
Gesundheit und Energie: B-Vitamine, Magnesium, Kreatin, Cordyceps, Ashwagandha, Omega-3-Fettsäuren

Kontraindikationen
Proteinpräparate bei Proteinaufnahme von insgesamt > 150 g pro Tag bei Niereninsuffizienz

Sonstige Bemerkungen
Nicht nur für Bodybuilder, sondern für jedermann wichtig. Sojaprotein und Casein werden nicht immer gut vertragen.
Essenzielle Aminosäuren sind am bekömmlichsten und geben schnelle Energie, schmecken aber bitter (Kapsel-Produkte erhältlich).
Schädigen nicht die Niere, wenn ausreichend getrunken wird.
Übersäuern den Körper nicht.

Sinnvoll, wenn diese Aussagen auf Sie zutreffen:
- ❏ Ich ernähre mich vegetarisch oder vegan.
- ❏ Ich esse wenig tierische Produkte aus artgerechter Haltung.
- ❏ Ich mag proteinreiche Lebensmittel eher nicht.
- ❏ Ich bin wenig belastbar.
- ❏ Ich kann nur schwer Muskelmasse aufbauen.
- ❏ Ich bin häufig müde und erschöpft und muss mich dann hinsetzen, damit sich mein Kreislauf stabilisiert.
- ❏ Ich habe nach dem Essen häufig noch Heißhunger.

Schwefel

Funktionen im Körper
Schwefel ist zwar ein essenzielles Element und jeder Erwachsene trägt 150 g Schwefel in sich, er gilt aber nicht als essenzieller Nährstoff. Wichtig zur Bildung schwefelhaltiger Aminosäuren (z.B. Taurin, Cystein), für die Gelenke und Knorpel, für Bindegewebe, zur Entzündungsregulation (via Glutathion).

Lebensmittelquellen
Proteine, Knoblauch, Zwiebeln, Kohl, Milchprodukte

Mangelsymptome
Diffuse Schmerzen und Entzündungen in Knochen, Knorpel und in den Gelenken. Immunschwäche.

Symptome einer Überdosierung
Kopfschmerzen, Übelkeit

Nahrungsergänzung
In Kapseln als MSM oder N-Acetyl-Cystein, flüssig (intravenös beim Heilpraktiker oder Arzt) als DMSO, Molkenprotein

Tagesdosis
1–4 g täglich

Blutwert
Nicht messbar

Kombinationen & Synergien
Knochen und Gelenke: Bor, Vitamin D_3 + K_2, Kollagen, Hagebuttenextrakt

Kontraindikationen

Unverträglichkeit, Blähungen, blutverdünnende Medikamente

Sonstige Bemerkungen

MSM ist sehr bitter, Kapseln werden empfohlen. Mit geringer Dosierung beginnen und langsam steigern.

Anorganischer Schwefel oder Vulkanschwefel (der zur Entgiftung verwendet wird) wird aufgrund schlechter Bioverfügbarkeit und schlechten Geschmacks nicht empfohlen.

Lindert oxidativen Stress und chronische Entzündungen.

Sinnvoll, wenn diese Aussagen auf Sie zutreffen:

- ❑ Ich habe diffuse Schmerzen in den Knochen oder Gelenken.
- ❑ Ich esse wenig Zwiebeln oder Knoblauch.
- ❑ Ich esse wenig tierische Lebensmittel.
- ❑ Ich fühle mich nach dem Sport öfter älter, als ich tatsächlich bin.
- ❑ Ich leide unter Diabetes Typ 2.
- ❑ Ich leide unter chronischen Entzündungen.

Coenzym Q10

Funktionen im Körper

Coenzym Q10 ist kein essenzieller Nährstoff, da ihn der Körper bis zum Alter von 40 Jahren selbst herstellen kann und es in geringen Mengen in Eiern und Innereien enthalten ist. Q10 ist ein wichtiger Elektronenüberträger in den Mitochondrien, die ohne Q10 nicht arbeiten können. Körpereigene Bildung lässt ab dem Alter von 40 Jahren stark nach.

Lebensmittelquellen

Innereien, Eigelb (nicht ausreichend)

Mangelsymptome

Blutzuckerschwankungen, Diabetes Typ 2, Mitochondriopathien, oxidativer Stress im Körper, Erschöpfung, Unruhe

Symptome einer Überdosierung

Keine bekannt

Nahrungsergänzung

Als oxidiertes Ubiquinon oder reduziertes Ubiquinol. Letzteres hat eine bessere Bioverfügbarkeit, ist aber teurer. Beides funktioniert.

Tagesdosis

50 mg (Ubiquinol) bzw. 200 mg (Ubiquinon)

Blutwert

› 1,0 µg/ml, besser › 2,5 µg/ml

Kombinationen & Synergien

Mitochondrienfunktion und Energie: Vitamin K_2, Magnesium, B-Vitamine, Chrom, Taurin, Omega-3-Fettsäuren

Kontraindikationen

Keine

Sonstige Bemerkungen

Körpereigene Synthese wird durch Statineinnahme nahezu blockiert.

Testung und Einnahme sollten ab 40 Jahren Standard sein.

Sinnvoll, wenn diese Aussagen auf Sie zutreffen:

❑ Ich bin 40 Jahre oder älter.
❑ Ich nehme Statine ein.
❑ Ich esse nur wenig rotes Fleisch und Innereien.
❑ Ich treibe Leistungssport (> 10 Stunden pro Woche).
❑ Ich neige zu instabilem Blutzucker.
❑ Meine Entzündungswerte oder oxidative Stress-Marker (Nitrotyrosin, oxidiertes LDL-Cholesterin) sind erhöht.
❑ Ich habe eine Mitochondriopathie.

Kollagen

Funktionen im Körper
Struktur- und Stützprotein im Körper (es gibt über 20 verschiedene Kollagenarten im Körper), u.a. als Zellskelett, Bindegewebe, Knochen, Knorpel, extrazelluläre Matrix – häufigstes Protein im menschlichen Körper

Lebensmittelquellen
Knochen, Knorpel, Haut, Bindegewebe und sehniges Fleisch (»Schmorfleisch«) von Tieren und Fischen. Knochenbrühe

Mangelsymptome
Bindegewebsprobleme, Knochenschwäche, Knorpelschwäche, Arthritis, Fibromyalgie, fehlende Hautelastizität

Symptome einer Überdosierung
Keine

Nahrungsergänzung
Als Kollagenhydrolysat aus Fisch und Geflügel die beste Bioverfügbarkeit und Potenz, auch aus Rind

Tagesdosis
10–30 g

Blutwert
Keiner

Kombinationen & Synergien
Knochen & Knorpel: Vitamin C, MSM, Vitamin D_3, Vitamin K_2, Weihrauch, Kurkuma
Bindegewebe: Zink, Mangan, Vitamin B_6, Kupfer, Vitamin C

Kontraindikationen
Keine

Sonstige Bemerkungen
Vegetarier und Veganer sollten 5–10 g Glycin täglich zuführen (Flaschenhals bei Kollagensynthese).
Anthocyane aus dunklen Beeren und Granatapfelkernen können beschädigtes Kollagen im Körper regenerieren.

Sinnvoll, wenn diese Aussagen auf Sie zutreffen:
❏ Ich habe ein schwaches Bindegewebe.
❏ Ich habe schwache Knorpel/Gelenke.
❏ Ich habe diffuse Schmerzen im Körper.
❏ Meine Haut altert vorzeitig.
❏ Meine Haut ist wenig elastisch.

Vitalpilze

Vitalpilze sind Pilze mit gesundheitlich sehr interessanten Eigenschaften. Vitalpilze sind wissenschaftlich gut erforscht und weisen eine lange Historie in der Naturheilkunde auf, etwa in der europäischen und traditionellen chinesischen Medizin. Neben den hier genannten Pilzarten sind auch Austernpilze, Shiitake, Maitake oder Schopftintling zu nennen. Extrakte sind als Dual-Extrakte am wirksamsten. Vitalpilze sind sehr reich an Antioxidantien, effektive Adaptogene und vertragen sich gut mit einer Medikamenteneinnahme. Bitte achten Sie beim Kauf auf europäischen Anbau, um Schwermetallbelastungen, die bei Produkten außerhalb von Europa häufig vorkommen, zu vermeiden.

Chaga (*Inonotus obliquus*)

- Reich an Antioxidantien, hautfördernd, immunstärkend, entspannend, stresslindernd, schlaffördernd, blutzuckerstabilisierend, blutdrucksenkend
- Tagesdosis: 0,5–2 g (mit Vitamin C) als Dual-Extrakt, 5–10 g Brocken bzw. Granulat als Tee
- Nahrungsergänzung als Dual-Extrakt, oft kombiniert mit anderen Vitalpilzen
- Synergien: Reishi (antioxidativ, entzündungslindernd, hautfördernd), Kakao (entspannend)

Cordyceps (*Cordyceps sinensis*)

- Tonisierend, energetisierend (Mitochondrien, Schilddrüse, Nebennieren, Sexualorgane), entgiftend (Leber & Niere), antiviral, immunstärkend
- Tagesdosis: 0,5–1,5 g (mit Vitamin C) als Dual- oder Heißwasserextrakt
- Synergien: Ashwagandha (libido- und leistungsfördernd), Reishi (immunstärkend, antiviral)
- Kontraindikationen: Alter < 18 Jahre, hormonsensitive Tumore oder Zysten

Löwenmähne (*Hericium erinaceus*)

- Darmregenerierend (Darmwand, Mikrobiom), magenregenerierend (Darmwand, Mukus, *H. pylori*), stimmungsfördernd, konzentrationsfördernd, nervenwachstumsfördernd
- Tagesdosis: 0,5–2 g (mit Vitamin C) als Dual-Extrakt
- Synergien: Reishi und Baobab (darmfördernd), B-Vitamine und Omega-3-Fettsäuren (nervenwachstumsfördernd)

Reishi (*Ganoderma lucidum*)

- Reich an Antioxidantien, entzündungslindernd, stresslindernd, entspannend, immunstärkend, antiviral, antitumoral, immunbalancierend, regenerierend (z. B. Darm), hautstärkend, entgiftungsfördernd, antiallergisch, antikörpersenkend (Schilddrüsenerkrankungen), stimmungsfördernd
- Tagesdosis: 0,5–2 g (mit Vitamin C)
- Nahrungsergänzung: als Dual-Extrakt
- Synergien: Cordyceps (antiviral, schilddrüsenfördernd), Mandelpilz (Hashimoto), CBD-Öl und Omega-3-Fettsäuren (schmerz- und entzündungslindernd)

Adaptogene & Pflanzenextrakte

Adaptogene sind Naturstoffe, die dem Körper bei der Anpassung an Stress, bei Entzündungen oder zur besseren Alltagsbewältigung helfen. Viele enthalten hormonähnliche Substanzen oder hormonelle Vorstufen, die den Körper entlasten. Welches Adaptogen wie wirkt, ist individuell und bedarf immer auch ein wenig Experimentierfreude. Adaptogene kommen in nahezu jeder Naturmedizin vor und gehören zu den potentesten Naturheilmitteln. In Europa sind etwa Rosmarin, Lavendel, Baldrian und Johanniskraut bekannte Adaptogene. Vitalpilze gehören streng genommen auch zu den Adaptogenen, sollten aber gesondert behandelt werden.

Ashwagandha (*Withania somnifera*)

- Morgens und tagsüber energetisierend (Schilddrüse, Nebennieren, Sexualorgane), stoffwechselfördernd, immunstärkend, konzentrationsfördernd, libidosteigernd, ausdauerfördernd, kraftsteigernd, stimmungsfördernd, stresslindernd
- Abends entspannend und schlaffördernd (indischer Begriff »Schlafbeere«)
- Tagesdosis: 0,5–2 g, als Heißwasserextrakt
- Synergien: Cordyceps (energie- und libidofördernd), B-Vitamine und Rosenwurz (konzentrations- und nervenstärkend)

Astaxanthin

- Antioxidativ, entzündungslindernd, schmerzlindernd (Muskeln & Knochen), hautfördernd (natürlicher UV-Schutz), regenerierend
- Tagesdosis: 4–12 mg, als Fettkapsel oder als Tropfen
- Synergien: Reishi & Omega-3-Fettsäuren (entzündungslindernd, hautfördernd)

CBD-Öl (Wirkstoff: *Cannabidiol*)

- Entzündungslindernd, stresslindernd, entspannend, schlaffördernd, stimmungsfördernd, immunberuhigend, nervenberuhigend, schmerzlindernd
- Tagesdosis: 5–300 mg je nach Bedarf, als Kapseln oder Vollspektrum-Hanföl
- Synergien: Reishi & Omega-3-Fettsäuren (entzündungs- und schmerzlindernd, stimmungsfördernd)

Ginkgo (*Ginkgo biloba*)

- Konzentrationsfördernd, ausdauerfördernd, cholesterinsenkend, antioxidativ, blutverdünnend, augenfördernd, mitochondrienschützend, PMS-lindernd
- Tagesdosis: 50–120 mg (20:1–50:1-Extrakt)
- Synergien: *Bacopa monnieri* (konzentrationsfördernd)
- Kontraindikationen: Blutverdünner

Kurkuma-Extrakt (*Curcuma longa*)

- Antioxdiativ, entzündungslindernd, blutzuckersenkend, regenerierend, darmentspannend, entgiftungsfördernd
- Tagesdosis: 200–500 mg, mit Piperin, als Wurzelextrakt
- Synergien: Omega-3-Fettsäuren & Weihrauch (schmerz- und entzündungslindernd), MSM (entgiftend)

OPC (*Oligomere proanthocyanidine*)

- Antioxidativ, entzündungslindernd, durchblutungsfördernd, blutflussfördernd, blutgefäßentspannend, schilddrüsenlindernd
- Tagesdosis: 300–1000 mg
- Synergien: Omega-3-Fettsäuren, Vitamin C & Reishi (blutunterstützend)

Ginseng (*Panax ginseng*)

- Stärkend, energetisierend (Nebennieren), potenzfördernd, blutzuckersenkend, blutverdünnend, entzündungslindernd, durchblutungsfördernd, darmfördernd, konzentrationsfördernd, entspannend, cortisolsenkend
- Tagesdosis: 0,5–4 g als roter, koreanischer Panax-Ginseng-Extrakt
- Synergien: Ashwagandha & Rosenwurz (stresslindernd, entspannend), Ginkgo & *Bacopa monnieri* (konzentrationsfördernd)

Probiotika

- Probiotika kommen bei Darminfekten, Antibiotika-Therapien oder zur gezielten Unterstützung und Aufbau der Darmflora zum Einsatz.
- Es sollte auf eine große Menge (mindestens 10 Mrd. koloniebildende Einheiten je Kapsel) und Vielfalt von Milchsäurebakterien (Laktobazillen und Bifidobakterien) geachtet werden. Die Hefe *Saccharomyces boulardii* ist ebenfalls wertvoll.
- Neuerdings gibt es auch Sporen-Probiotika, welche Sporen von Mikroorganismen enthalten, die allerdings nicht als Probiotika zugelassen sind. Diese weisen eine hohe Potenz und Bioverfügbarkeit auf.

Rosenwurz (*Rhodiola rosea*)

- Energetisierend, stresslindernd, stoffwechselfördernd, ausdauerfördernd, müdigkeitslindernd
- Tagesdosis: 0,5–1,5 g, als Heißwasserextrakt oder Tinktur
- Synergien: Ashwagandha (nervenstärkend, stresslindernd), Cordyceps (stoffwechselfördernd), ayurvedische Kräuter (innerlich wärmend)

Multivitaminpräparate

Die am häufigsten eingenommenen Nahrungsergänzungen sind zweifellos Multivitaminpräparate. Diese stehen, meist zu Recht, aufgrund mangelnder Bioverfügbarkeit, unausgewogener Formulierung oder unsachgemäßer Dosierung häufig in der Kritik. Gute Multivitaminpräparate weisen eine große Bandbreite essenzieller Nährstoffe auf wie Magnesium, Zink, Selen, Jod, Kupfer, Mangan, B-Vitamine, Vitamin C. Gut sind auch Coenzym Q10, Chrom und PQQ in geringen Mengen. Fettlösliche Vitamine (A, D, E, K) sollten individuell dosiert werden. Betacarotin sollte in einem Multivitaminpräparat aufgrund mangelnder Bioverfügbarkeit nicht enthalten sein.

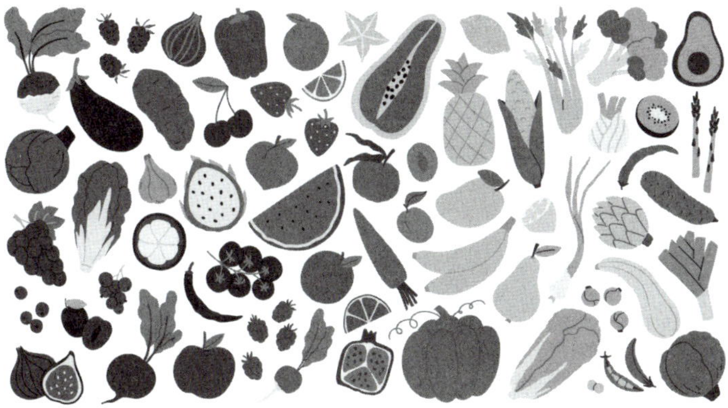

Ein frisch gepresster Saft aus Obst oder Gemüse kann nicht als Multivitamin gesehen werden, dafür ist die Ernährung oder ein gutes Multivitaminpräparat geeigneter.

Nahrungsergänzungen auf einen Blick

Dieses Kapitel ist als praktisches Nachschlagewerk gedacht, greift die Informationen aus den vorhergehenden Kapiteln auf und ergänzt und erweitert diese. Der Quickfinder ist nicht ausreichend für die Diagnose von Defiziten – dazu finden Sie Antworten im Kapitel zu den 28 wichtigsten Nahrungsergänzungen ab Seite 71.

Bitte beachten Sie: Bei Nährstoffen ist die vorherige Blutwertbestimmung ratsam. Bei Nicht-Nährstoffen sollte die Einnahme mit einer geringen Dosis begonnen und langsam gesteigert werden. Bei pflanzlichen Extrakten sollte eine Absprache mit dem Arzt erfolgen, um keine Wechselwirkung zu riskieren.

In Abgrenzung zu den 28 wichtigsten Nahrungsergänzungen konzentriert sich der Quickfinder auf die gängigsten 100–150 Nahrungsergänzungen, ihre Anwendung, ihren Nutzen, ihre Tagesdosis, Tipps zur Bioverfügbarkeit & Potenz sowie auf sinnvolle Kombinationen mit anderen Nahrungsergänzungen.

Diese Übersicht ist die umfassendste über Nahrungsergänzungen, die bisher in einem deutschsprachigen Buch abgedruckt wurde. Sie können den Quickfinder als Nachschlagewerk sehen und immer wieder zu ihm greifen, wenn Sie etwas bestimmtes wissen oder ein bestimmtes Nahrungsergänzungsmittel nachschlagen wollen. Der Quickfinder gibt eine gute Orientierung und Einschätzung, wie sinnvoll, wann und in welcher Dosis, eine Nahrungsergänzung zum Einsatz kommen kann. Er ist sozusagen das Werkzeug, über das wir zu Beginn des Buches gesprochen haben. Die Sortierung ist alphabetisch.

Quickfinder Adaptogene

Was	Gut für/bei	Tagesdosis
Ashwagandha	Stresslinderung, Schlaf, Libido, Fruchtbarkeit, Stoffwechsel, Konzentration	300–1500 mg
Bacopa monnieri (Brahmi, kleines Fettblatt)	Konzentration, Fokus, Stimmung, Gedächtnis	100–300 mg
Baldrian	Schlafförderung, Stimmungsförderung, Entspannung	200–500 mg (Kapsel); 5–20 Tropfen (Tinktur)
Ginkgo biloba	Konzentration, Ausdauer, Blutfluss, Durchblutung	50–120 mg
Johanniskraut	Schlafförderung, Stimmungsförderung, Entspannung, Dopaminsteigerung	100–300 mg (Kapsel); 2–5 g (Tee)
Maca	Libido- und Fruchtbarkeitsförderung, Stoffwechsel	300–1000 mg
Mexikanische Yamswurzel	Wechseljahre, Progesteronbildung, Entspannung	300–1000 mg
Mönchspfeffer	Wechseljahre, Progesteronbildung, innere Unruhe, Regeneration	10–30 mg

Bioverfügbarkeit	Synergien & Anmerkungen
Hoher Withanolid-Gehalt (10 %)	Gut mit Cordyceps, Rosenwurz, Reishi; androgenfördernd, bei Männern erfahrungsgemäß etwas stärkere Wirkung
Hoher Bacosid-Gehalt (20–50 %)	Nicht mit viel Kaffee kombinieren (verstärkt Wirkung); gut mit Ginkgo und Cordyceps
	Gut mit Johanniskraut, Hopfen, Lavendel, Melisse
20:1- bis 50:1-Extrakt	Produkt sollte frei von Ginkgolsäure sein; gut mit Bacopa monnieri, B-Vitaminen und Cordyceps
	Erhöht die UV-Empfindlichkeit (Sonnenschutz!); Wirkverlust mit Empfängnisverhütungspillen; gut mit Baldrian, Passionsblume
Roter Maca am stärksten	Gut mit Cordyceps, Reishi, Ashwagandha
Diosgenin-Gehalt von 10–20 %	Bei Progesteronmangel auch als Creme erhältlich
	Gut mit Inositol, Reishi; bei Frauen ab den Wechseljahren potent – Frauen vor den Wechseljahren greifen zu Frauenmantel und Yamswurzel

Was	Gut für/bei	Tagesdosis
Panax Ginseng	Stresslinderung, Entspannung, Regeneration, Stärkung, Immunstärkung	300–600 mg
Passionsblume	Stimmungsförderung, Serotoninsteigerung, Entspannung, Schlaf	150–500 mg (Kapsel); 3–5 g (Tee)
Rosenwurz (Rhodiola rosea)	Stresslinderung, Schlaf, Libido, Fruchtbarkeit, Stoffwechsel, Konzentration	250–750 mg
Rotklee	Wechseljahre, Östrogenbildung	200–500 mg
Safran	Entspannung, Angst- und Panikattacken, Libido, Fruchtbarkeit	10–100 mg
Traubensilber-kerze/ Cimicifuga	Wechseljahre, Östrogenbildung	100–300 mg

Bioverfügbarkeit	Synergien & Anmerkungen
	Gut mit Ginkgo, Bacopa, Reishi, Cordyceps
	Nicht mit Serotonin-Wiederaufnahmehemmern kombinieren; gut mit Baldrian, Johanniskraut
Hoher Rosavin-Gehalt (5 %)	Gut mit Ashwagandha, Cordyceps, Reishi, Ginseng, B-Vitaminen; bei Frauen erfahrungsgemäß etwas stärkere Wirkung; zur Progesteronförderung mit Frauenmantel und Mönchspfeffer kombinieren
	Bei Wechseljahresbeschwerden und Hitzewallungen gut mit Mönchspfeffer, Yamswurzel, Reishi, Inositol, Magnesium
Knollen-Extrakt	Gut mit Curcumin, Maca, Reishi, Cordyceps
5:1- bis 10:1-Extrakt	

Quickfinder Aminosäuren & Derivate

Was	Gut für/bei	Tagesdosis
Beta-Alanin	Energie, Durchblutung	2–5 g
Citrullin & Arginin	Infektabwehr, Durchblutung, Blutdruck (eNOS-Funktion)	2–6 g
Essenzielle Aminosäuren	Energie, Konzentration, Regeneration, Ausdauer, Stoffwechselleistung	5–20 g
Glutamin	Darmwandregeneration, Regeneration nach Sport, Leaky-Gut-Syndrom	5–30 g
Glycin	Entspannung, Schlaf, Blutzucker, Bindegewebe	5–10 g
HMB (Hydroxymethyl-butyrat)	Proteinsynthese, Muskelwachstum, Energie	2–5 g
Lysin	Infekt- und Virusabwehr, Kollagenbildung	1–4 g
Tryptophan bzw. 5-HTP	Serotoninsynthese	Bis 3 g (Tryptophan) bzw. 300 mg (5-HTP)

Bioverfügbarkeit	Anmerkungen
	Erzeugt Kribbelgefühl in den Fingern **Kontraindikation:** Betablocker
Citrullinmalat/L-Arginin	Mit Vitamin C kombinieren, um nitrosativen Stress zu vermeiden **Kontraindikation:** Akuter Virusinfekt
Kapseln oder Pulver	Sehr bekömmlich, schnell metabolisiert
Glutamin-Pulver	14-Tage-Kur bei Leaky-Gut-Syndrom à 20–30 g
Glycin-Pulver/Kollagen	
	Bei Sportlern beliebt mit Beta-Alanin
L-Lysin	Bei akuten Virusinfekten wie Herpes
	Kontraindikationen: Serotoninwiederaufnahmehemmer, chronische Entzündungen, chronischer Stress

Quickfinder Antioxidantien

Was	Gut für/bei	Tagesdosis
Apigenin	Regeneration, Mitochondrienschutz, Angstlösung, Cortisolsenkung	50–100 mg
Astaxanthin	Antioxidation, entzündungslindernd, Hautschutz, schmerzlindernd (Knochen & Knorpel), Zellschutz	4–12 mg
Berberin	Fettstoffwechsel, Gewichtsverlust, Blutzuckerstabilisierung	300–1000 mg
Bittermelone	Blutzuckerstabilisierung, Heißhungerlinderung	200–800 mg
Chlorophyll	Mitochondrienschutz, Toxinausleitung	3–30 g
OPC	Antioxidation, Blutfluss, Durchblutung, Blutdruck, Schilddrüse, Anti-Aging	0,5–1,5 g
Pycnogenol (Seekiefer-Rindenextrakt)	Antioxidation, entzündungslindernd, Durchblutung, Blutdruck	0,5–1 g
Quercetin	Antioxidation, Histaminsenkung, Allergien, Heuschnupfen, Virusabwehr	0,5–3 g
Resveratrol	Antioxidation, Autophagie, Mitochondrien	0,5–1 g
Sulphoraphan	Antioxidation, Autophagie, Mitochondrien	0,5–1 g

Bioverfügbarkeit	Synergien & Anmerkungen
Apigenin aus Kamille & Bacopa monnieri mit höchster Bioverfügbarkeit	Halbwertszeit von 92 Stunden, d. h. eine Dosis alle 3–4 Tage reicht aus
Lichtgeschützt lagern	Zum Hautschutz mit Omega-3-Fettsäuren und Reishi kombinieren; natürlicher UV-Schutz
	Gute Kombination mit Berberin & Curcumin
	Auf Bioqualität achten; Dosis langsam steigern und Entgiftungssymptome beobachten; Effekt wird durch Infrarotlicht verstärkt.
	Gut in Kombination mit anderen Antioxidantien und Vitamin C
Hoher Gehalt an Procyanidinen (> 70 %)	
	Kombination mit Vitamin C, Bromelain/Papain, Reishi und Mandelpilz verstärkt die Wirkung
	Gut in Kombination mit anderen Antioxidantien (z. B. Sulphoraphan) und Vitamin C
	Zur Nrf2-Aktivierung mit Resveratrol und Quercetin kombinieren

Quickfinder Ballaststoffe & Bindemittel

Was	Gut für/bei	Tagesdosis
Ballaststoff-Präparate	Darminfektion, Darmschwäche, Dysbiose, Diabetes Typ 2, Cholesterinsenkung	5–20 g
Bindemittel	Entgiftung, Toxinbindung	1–10 g

Bioverfügbarkeit	Anmerkungen
Resistentes Dextrin, Akazienfaser, Baobab, Inulin, Apfelpektin, Leinsamen, Flohsamen, Glucomannan, hydrolysiertes Guarkernmehl	Je nach Ballaststoff werden unterschiedliche Bakterien gefördert – bei Zweifel Beratung oder Mischungen bevorzugen. Kontraindikation: SIBO (bei Inulin)
Heilerde, Zeolith, Bentonit, Aktivkohle, Flohsamen, Chlorella, Spirulina	Dosis langsam steigern. Zeitlichen Abstand von 3 Stunden zu Mahlzeiten oder Ergänzungen einhalten. **Kontraindikation:** Spirulina-Unverträglichkeit

Quickfinder Fettsäuren & Ketone

Hier finden Sie essenzielle Fettsäuren, die unser Körper nicht selbst herstellen kann und die wir über die Ernährung zuführen müssen, sowie weitere nützliche Fette und Ketone. Diese haben teils eine gesundheitliche, teils eine unterstützende Wirkung, die Sie womöglich noch nicht kennen.

Was	Gut für	Tagesdosis
Exogene Ketone	Ketogenese, Kraft, Ausdauer	5–20 g
Gamma-Linolensäure	Entzündungslindernd, Hauterkrankung	0,5–2 g
Lecithin	Regeneration, Darmgesundheit, Cholesterinsenkung, Cortisolsenkung	5–8 g
MCT-Öl	Fettstoffwechsel, Konzentration, Ketogenese	5–20 g
Omega-3-Fettsäuren (EPA, DHA, DPA)	Entzündungslindernd, Zellmembran, Hormone, Energiestoffwechsel	1–4 g

Bioverfügbarkeit	Anmerkungen
Beta-Hydroxy-Butyrat	
Nachtkerzenöl	Bei Neurodermitis effektiv
Sonnenblumen- oder Soja-Lecithin	Granulat in Shakes verwendbar
	Beliebt im Bulletproof-Coffee
Hochreines Fischöl oder Algenöl.	Qualität schlägt Quantität; Ziel: Omega 3-Index > 8 %, Omega 6:3-Verhältnis < 5:1

Quickfinder Mineralstoffe & Spurenelemente

Was	Gut für	Tagesdosis
Bor	Knochenfunktion, Testosteronbildung	3–10 mg
Calcium	Botenstoff, Knochen, Zellstoffwechsel	300–1000 mg
Chrom	Blutzucker (Insulin-Signalweg)	50–200 mcg
Eisen	Blutbildung, Stoffwechsel, Immunfunktion	10–30 mg
Jod	Schilddrüse, Sexualhormone	300–1000 mcg
Kalium	Nervensystem, Zellstabilität, Blutdruck	3000–4000 mg
Kupfer	Antioxidation (Superoxiddismutase), Bindegewebe, Blutbildung	1–1,5 mg
Lithium	Stimmung, Nervengesundheit	5–10 mg
Magnesium	Nervensystem, Energie, Muskelfunktion	300–500 mg

Bioverfügbarkeit	**Synergien & Anmerkungen**
Natriumborat	Nahrungsquellen: Gurken, Pfirsiche, Beeren
Calciumcitrat	Gute Vitamin-D-Versorgung senkt Tagesbedarf auf 300–500 mg, gesunde Ernährung (grünes Gemüse, Nüsse, Fleisch) ausreichend
Chrompicolinat	
Eisencitrat, Eisengluconat, Curryblatt-Extrakt, Laktoferrin mit Eisen	Bei Ferritin < 50 dringend notwendig; auf Co-Faktoren zur Blutbildung (Vitamin A, Zink, Kupfer, B-Vitamine) achten
Kaliumiodid, Kelp, Wakame	Auch ohne Schilddrüse braucht der Körper Jod; auf Co-Faktoren (Zink, Selen, Vitamin D, Omega 3) achten **Kontraindikationen:** Hashimoto, Morbus Basedow
Kaliumcitrat	Gutes Vorkommen in Beeren, Pilzen, Gemüse, Fisch
Kupfercitrat, Kupfergluconat	Als Nahrungsergänzung zusammen mit Zink im Verhältnis Zink-Kupfer 10:1 einzunehmen **Kontraindikationen:** HPU, KPU
Lithiumorotat	Wird höherdosiert in der Therapie von Depression, bipolaren Störungen und Cluster-Kopfschmerz eingesetzt
Magnesiumoxid, -hydroxid, -citrat, -glycinat, -threonat, -taurat, -malat, -ascorbat	Enthalten in grünen Lebensmitteln, Fleisch & glutenfreiem Getreide; bei zu hoher Dosis Stuhlverflüssigung

Was	Gut für	Tagesdosis
Mangan	Antioxidation (Superoxiddismutase), Bindegewebe, Blutbildung	2–5 mg
Molybdän	Blutzucker (Insulinsignalweg), Entgiftung, Alkoholabbau	50–200 mcg
Schwefel	entzündungsregulierend, Antioxidation, Bindegewebe, Knorpel, Immunfunktion	1–4 g
Selen	entzündungsregulierend, Schilddrüse, Antioxidation, Immunfunktion	200 mcg
Silizium	Bindegewebe, Knochen, Entgiftung	300–1000 mg
Vanadium	Blutzucker	Unbekannt
Zink	Wachstum, Regeneration, Blutzucker, Darm, Haut, Immunfunktion, Infektschutz	10–25 mg

Bioverfügbarkeit	Synergien & Anmerkungen
Mangangluconat	Reichhaltiges Vorkommen in Knollengemüse und Hülsenfrüchten
Natriummolybdat	
MSM, N-Acetyl-Cystein, DMSO	Dosis langsam steigern, Kapseln sind leichter einzunehmen. **Kontraindikation:** Blutverdünner (MSM)
Selenomethionin, Selenhefe, Natriumselenit (flüssig)	Natriumselenit ratsam, da keine Anreicherung im Körper bei Überfunktion
Ackerschachtelhalm, Bambusextrakt	Unterschätzt
	Noch wenig erforscht
Zinkcitrat, Zinkgluconat, Zinksulfat (flüssig)	Nicht nüchtern einnehmen, da magenreizend

Quickfinder Pflanzenextrakte

Bittere Extrakte vertragen sich häufig nicht so gut mit Medikamenten. Vor einer Einnahme dieser Extrakte und bei Einnahme von Medikamenten sollte mit dem behandelnden Arzt gesprochen werden.

Was	Gut für/bei	Tagesdosis
Acai-Beere	Antioxidation, zur Deckung des Vitamin-C-Bedarfs, Gelenkschutz, Kollagenbildung	0,5–2 g
Acerola-Beere	s. Acai-Beere	
Aloe Vera	Haut, Gelenke, Darmschleimhautbildung	1–5 g
Artischocke	Leberschutz, Entgiftung, Magensäurebildung, Cholesterinsenkung	200–1500 mg
Bambussprossen	Gelenk- und Knochenstärkung, Bindegewebe	0,5–2 g
Bitterstoffe	Entgiftung, Magensäurebildung, Parasitenabwehr, Cholesterinsenkung	0,5–1,5 g (bei Trockenextrakt); 1–4 Pipetten täglich (Flüssigextrakt)
Brennnessel	Entwässerung, Entgiftung, Nierenschutz	0,3–1 g
CBD-Öl	entzündungslindernd, schmerzlindernd, stimmungsfördernd, Nervenstärkung, Schlafförderung	30–300 mg (langsam beginnen, langsam steigern)
Cissus quadrangularis	Regeneration, Muskelaufbau, Fettabbau, Gelenkschutz	0,5–2 g

Bioverfügbarkeit	Synergien & Anmerkungen
Hoher Gehalt an Vitamin C (30–40 %) und Polyphenolen	
Am besten als Gel einnehmen (statt getrocknetem Extrakt)	
Hoher Cynarin-Gehalt (bis 10 %)	Gut in Kombination mit Löwenzahn und Mariendistel
Hoher Gehalt an Silizium	
Flüssig oder als Trockenextrakt; auf große Bandbreite an Bitterstoffen & Kräutern (z. B. Enzian, Wermut, Mariendistel) achten – Flüssigpräparat sollte in Alkohol gelöst sein, ohne Schöllkraut	Gut vor Mahlzeiten bei Magensäuremangel oder zum Fasten (Entgiftung)
	Gut in Kombination mit Eichhase, Rosskastanie, Kalium, Magnesium
Vollspektrum-Hanfextrakt aus europäischem Anbau	
Hoher Gehalt an Ketosteronen	

Was	Gut für/bei	Tagesdosis
Curcumin (Kurkuma-Extrakt)	Antioxidation, entzündungslindernd, Entgiftung, stimmungsfördernd, Gelenke	0,5–1,5 g
Echinacea (Roter Purpursonnenhut)	Immunstärkung, Virenabwehr	0,5–2 g
Grapefruitkerne	Antioxidation, entzündungslindernd, Anti-Aging, Haut, Libido, Testosteron	0,5–1,5 g
Grüntee	Antioxidation, entzündungslindernd, konzentrationsfördernd, Wärmebildung	0,3–1 g
Hagebutte	Immunstärkung, Virusabwehr, Gelenke	0,5–1,5 g
Ingwer	Antioxidation, Regeneration, Gelenke, Migräne, Blutzucker, Testosteronsteigerung, Immunstärkung	0,5–1,5 g
Knoblauch	Immunstärkung, Virusabwehr, Fettverbrennung, Cholesterinsenkung, Blutzucker, Parasitenabwehr, SIBO	0,5–1,5 g
Kürbiskern	Prostata (PSA-Senkung)	0,5–1 g
Mariendistel	Leberschutz, Entgiftung, Magensäurebildung, Cholesterinsenkung	200–500 mg

Bioverfügbarkeit	Synergien & Anmerkungen
Curcumin mit Bioperin; Micellar oder Liposomal haben eine deutlich bessere Bioverfügbarkeit (das 40- bis 180-Fache), werden jedoch nicht abseits von sehr akuten Entzündungen oder Krebs empfohlen	Synergie mit Omega-3-Fettsäuren, Weihrauch- und Ingwer-Extrakt
	Gut in Kombination mit Vitamin A, C, D, Zink, Cordyceps
Hoher Gehalt an Ellagsäure	
Hoher Gehalt an EGCG	Autophagie & Antioxidation: gut in Kombination mit OPC, Resveratrol, Astaxanthin, Spermidin, Reishi
	Gut in Kombination mit MSM und Kollagen; sollte aus europäischem Anbau stammen (Importe aus Südamerika gängig)
	Antiviral wirksam mit Knoblauch-Extrakt
Hoher Gehalt an Allicin	Virusabwehr: gut in Kombination mit Ingwer, Vitamin C, Zink, Cordyceps, Reishi; Fettverbrennung: gut in Kombination mit Grüntee, Cissus, Cordyceps
Hoher Silymarin-Gehalt	Gut in Kombination mit Löwenzahn und Artischocke

Was	Gut für/bei	Tagesdosis
Olivenblatt	Antioxidation, entzündungslindernd, Mitochondrienschutz, Parasitenabwehr	0,3–1,5 g
Teufelskralle	Virusabwehr, Gelenkschutz	300–1000 mg
Weihrauch	Antioxidation, entzündungslindernd, Regeneration, Gelenke, Schmerzen	0,5–1,5 g

Bioverfügbarkeit	Synergien & Anmerkungen
Hoher Gehalt an Oleuropein, Oleocanthal, Hydroxytyrosol – mit Vitamin C	Der Grund, warum Olivenöl so gesund und bitter ist.
Alkoholextrakt für Gelenke, Wasserextrakt & Alkoholextrakt für Immunabwehr	
Hoher Gehalt an Boswelliasäure ratsam, fettlöslicher Extrakt	Synergie mit Omega-3-Fettsäuren, Kurkuma- und Ingwer-Extrakt

Quickfinder Probiotika

Probiotika enthalten lebendige Mikroorganismen, die sich im Dickdarm ansiedeln und das Mikrobiom (»Darmflora«) sinnvoll ergänzen können. Sporen-Probiotika (enthalten nicht-aktive Mikroorganismen, sondern ihre Sporen) kommen zu über 90 % im Dickdarm an und werden in der Magensäure größtenteils nicht zersetzt. Sie weisen eine große Effizienz auf und werden in Zukunft noch sehr wichtig.

Was	Gut für/bei	Tagesdosis
Hefe-Probiotika	Darminfekte, Darmdysbiose, SIBO	1–10 Mrd. koloniebildende Einheiten
Milchsäure-bakterien	Dysbiose, Darminfektion	10–100 Mrd. koloniebildende Einheiten
Sporen-Probiotika	Darminfekte, Darmdysbiose, SIBO, depressive Verstimmungen	1–2,5 Mrd. koloniebildende Einheiten pro Kapsel

Bioverfügbarkeit	Anmerkungen
Saccharomyces boulardii	
Breitband-Probiotikum (20+ verschiedene Stämme und Arten)	Auch in Naturjoghurt und Fermenten enthalten **Kontraindikation:** SIBO (Dünndarm-fehlbesiedlung)
Bacillus subtilis, coagulans, clausii, prausnitzii	

Quickfinder Proteine

Einige Proteine sind wichtige Signalstoffe, während einige andere für unseren Körper als Baustoffe fungieren. Letztere werden in größeren Mengen eingenommen und sollten in Betracht gezogen werden, wenn eine proteinreiche Ernährung nicht umgesetzt werden kann.

Was	Gut für/bei	Tagesdosis
Bromalein & Papain	Regeneration, Proteinverdauung, Parasiten, Knorpel und Gelenke	300–1200 mg
Laktoferrin	Darminfektion, Darmentzündung, Immunschwäche	300–1000 mg
Proteinpulver	Wachstum, Regeneration, Stoffwechsel, Sättigung, Knochen, Energie	10–50 g

Bioverfügbarkeit	Anmerkungen
gut mit Vitamin C	
Laktoferrin, Colostrum (reich an Laktoferrin & Immunglobulinen)	**Kontraindikation:** Unverträglichkeit
Molkenprotein, Kasein, Eiklarprotein, Kollagen, Erbsenproteinisolat, Hanfprotein, Reisprotein	Ausreichend trinken bei proteinreicher Ernährung **Kontraindikation:** Unverträglichkeit

Quickfinder Vitalpilze

Was	Gut für/bei	Tagesdosis
Chaga	Antioxidation, entzündungslindernd, Haut, Blutzucker, Blutdruck, Mitochondrienschutz	500–3000 mg
Cordyceps	Energie, Libido, Stoffwechsel, Fruchtbarkeit, Schilddrüse, Nebennieren	500–1500 mg
Eichhase	Lymphfluss, Schwermetallentgiftung, Entwässerung (ohne Kaliumverlust)	500–1000 mg
Löwenmähne	Magen, Darmtrakt, Mukus, Mikrobiom, Konzentration, stimmungsfördernd, Nervenwachstum	500–3000 mg
Maitake	Immunstärkung, Blutfluss, Schwermetall-Entgiftung	500–1500 mg
Mandelpilz	Immunstärkung, Immunbalance, Blutzucker (Glukoneogenese-Hemmung)	500–1500 mg
Reishi	Stresslinderung, Schlaf, Entspannung, entzündungslindernd, Immunstärkung, Allergien, Autoimmunerkrankungen, Darm, Leber	500–3000 mg
Schopftintling	Blutzucker *(Insulin mimetic)*	500–1000 mg
Shiitake	Immunstärkung, Blutfluss	500–1500 mg
Zunder-schwamm	Entgiftung, Parasitenschutz, Blutreinigung	500–1000 mg

Bioverfügbarkeit	Synergien & Anmerkungen
Dual-Extrakt (mit Vitamin C)	Anti-Aging: mit Reishi; Blutdruck: mit Maitake, Judasohr
Dual-Extrakt (mit Vitamin C)	Energie: mit Ashwagandha, Rosenwurz; Immunstärkung: mit Reishi
Dual-Extrakt (mit Vitamin C)	Entgiftung: mit Maitake, Chlorella, Brennnessel, Löwenzahn
Dual-Extrakt (mit Vitamin C)	Darm: mit Reishi, Ballaststoffen und Sporen-Probiotikum; Konzentration: mit Ginkgo, Bacopa
Dual-Extrakt (mit Vitamin C)	Auch als Speisepilz wertvoll; Blutfluss & Immunsystem: mit Shiitake, Reishi; Schwermetall-Entgiftung: mit Chlorella, Eichhase
Dual-Extrakt (mit Vitamin C)	Autoimmunerkrankungen: mit Reishi, Vitamin D, Omega 3; Immunkompetenz: mit Reishi, Shiitake, Maitake, Chaga
Dual-Extrakt (mit Vitamin C), hoher Gehalt an Triterpenen	Darm: mit Löwenmähne; Immunstärkung: mit Cordyceps; Immunbalance: mit Mandelpilz; Anti-Aging: mit Chaga
Dual-Extrakt (mit Vitamin C)	Blutzucker: mit Mandelpilz, Maitake
Dual-Extrakt (mit Vitamin C)	Auch als Speisepilz wertvoll; Blutfluss & Immunsystem: mit Maitake, Reishi
Dual-Extrakt (mit Vitamin C) mit hohem β-Glukan-Gehalt	

Quickfinder Vitamine

Was	Gut für	Tagesdosis
Vitamin A	Augen, Immunsystem, Blutbildung Fettstoffwechsel	2000–5000 IE
Vitamin B_1	Energiestoffwechsel	1–5 mg
Vitamin B_2	Energiestoffwechsel, FAD	1–5 mg
Vitamin B_3	Energiestoffwechsel, NAD	10–30 mg
Vitamin B_5	Energiestoffwechsel, Konzentration, Acetyl-CoA	5–50 mg
Vitamin B_6	Energiestoffwechsel	1,5–25 mg
Vitamin B_7	Energiestoffwechsel, Haare, Nägel	40–100 µg
Vitamin B_9	Blutbildung, Energiestoffwechsel, Wachstumsprozesse	300–800 µg
Vitamin B_{12}	Blutbildung, Energiestoffwechsel, Wachstumsprozesse	5–50 µg
Vitamin C	Gewebeaufbau, Antioxidation, Immunfunktion, Nervenfunktion	300–1000 mg
Vitamin D	Immunfunktion, Knochen, Hormone, Regeneration, Wachstum	2000–5000 IE
Vitamin E	Antioxidation, Zellschutz, Fettoxidation	15–50 mg
Vitamin K_2	Knochen, Herz-Kreislauf-Gesundheit, Blutgerinnung, Mitochondrienfunktion	50–200 µg

Bioverfügbarkeit	Anmerkungen
Retinylpalmitat	Mangel und Überdosis sind beide fruchtschädigend; die angegebene Dosierung verhindert Defizite, Überdosierungen unter 10 000 IE täglich sind nicht bekannt.
Thiamin-HCl	
Riboflavin-5-Phosphat	Färbt Urin gelb
Nicotinamid	Nicotinsäure fördert die Fettverbrennung, kann aber Ausschläge verursachen.
Calciumpantothenat	
Pyridoxal-5-Phosphat	
Biotin	
Folat, 5-Methyl-Tetrahydrofolat, Methylfolat	Synthetische Folsäure wird von 30 % der Bevölkerung nicht aktiviert.
Methylcobalamin, Adenosylcobalamin	Cyanocobalamin ist nicht bioaktiv.
Ascorbinsäure	
Cholecalfiferol, Ergocalciferol	Blutwert sollte > 40 ng/ml liegen Co-Faktoren: Vitamin A, K_2, Magnesium
Tocopherole und Tocotrienole (am besten gemischt)	
Vitamin K_2 MK7 Menachinon	Auch bei Blutgerinnungshemmern in geringen Mengen wichtig

Quickfinder Vitaminoide

Was	Gut für	Tagesdosis
Alpha-Liponsäure	Stoffwechsel (PDH-Komplex), Entgiftung, Mitochondrienfunktion	300–600 mg
Coenzym Q10	Mitochondrienfunktion, Antioxidation	50 mg (Ubiquinol), 200 mg (Ubiquinon)
Kreatin	Energie, Muskelfunktion, Konzentration, Ausdauer, Maximalkraft, Muskel-Pump-Effekt	0,5–5 g
L-Carnitin	Konzentration, Ausdauer, Fettstoffwechsel, Mitochondrienfunktion	500–4000 mg
Spermidin	Autophagie, Entgiftung, Regeneration, Gehirnfunktion	10–50 mg
Taurin	Mitochondrienschutz, Antioxidation, Entspannung, Schlaf, Stoffwechselgesundheit, Blutzucker	500–4000 mg

Bioverfügbarkeit	Anmerkungen
R-Alpha-Liponsäure	Nicht nüchtern einnehmen, Urin riecht danach schweflig **Kontraindikationen:** Leaky-Gut-Syndrom, Entgiftungsstörung der Leber
	Ab 40 Jahren und bei Statin-Einnahme ratsam
Kreatin-Monohydrat	Geschmacksneutrales Pulver
Acetyl-L-Carnitin, Carnitintartrat	Kapselprodukte bevorzugen
Weizenkeimextrakt	Bei neurodegenerativen Erkrankungen besonders wertvoll
Taurin-Pulver oder -Kapseln	Geschmacksneutrales Pulver, in Meeresfrüchten reichlich enthalten

Quickfinder Sonstige Stoffe

Was	Gut für/bei	Tagesdosis
Betain	Muskelpump-Effekt, Homocysteinsenkung	2–5 g
Betain-HCl	Magensäure-Erhöhung, verdauungsfördernd	1–5 Kapseln
Cholin	Fettstoffwechsel, Nervensystem, Konzentration und Fokus	500–1000 mg
GABA	Entspannung, Schlafförderung	1–4 g
Hyaluronsäure	Gelenke, Haut, Anti-Aging	300–800 mg
Mannose	Blasenentzündung, Blaseninfekt	1–5 g
Melatonin	Schlafförderung, entzündungslindernd	1–4 mg

Bioverfügbarkeit	Synergien & Anmerkungen
Aus Zuckerrübe	
Mit Pepsin, Bitterstoffen	Mit geringer Dosis beginnen, langsam steigern, kurz vor Hauptmahlzeiten einnehmen
Cholinbitartrat, Alpha-GPC und CDP-Cholin (als Acetylcholin-Vorstufe für die Konzentration)	Bei einer Dickdarmfehlbesiedlung kann aus Cholin und Carnitin TMAO erzeugt werden, welches im Verdacht steht, atherogen zu wirken. Hier wird eine Darmsanierung empfohlen. Cholinreich sind Lecithin, Eier und Innereien
Reines GABA-Pulver	Wirkeintritt nach 20–30 Minuten
Natriumhyaluronat	Gelenke: mit Chondroitinsulfat, N-Acetyl-Glucosamin, Weihrauch, Teufelskralle, Hagebutten
D-Mannose	Gut mit Cranberry-Extrakt, Vitamin C
	Tageshöchstmenge in Deutschland 1 mg, ab 4 mg »Kater« möglich; in der Krebstherapie bis zu 300 mg täglich möglich

Anhang

Danksagung

Zuerst möchte ich mich bei Ihnen bedanken, den Leserinnen und Lesern! Vielen Dank, dass Sie bis hierher gelesen haben. Danke für Ihre Zeit, Ihre Aufmerksamkeit und Ihr Vertrauen, mir ein wenig zuzuhören und einzutauchen in das Thema„ was es mit Nahrungsergänzungsmitteln auf sich hat.

Ich hoffe, ich konnte Ihnen zeigen, dass Nahrungsergänzungen sehr wertvoll sein können – dass sie kein Ersatz für eine gesunde Ernährung sind, aber eine sinnvolle Ergänzung, die wir flexibel einsetzen können, um Gesundheit und Lebensqualität zu unterstützen. Es kursieren viele Gerüchte, Mythen und Halbwahrheiten, und viele Verallgemeinerungen (die auch vonseiten der Gesundheitsbehörden, Verbraucherschutzzentralen, der Medizin und anderen Institutionen geäußert werden) verfehlen das Thema meines Erachtens komplett. Eine differenzierte Betrachtungsweise nützt demgegenüber uns allen am meisten – das war mir mit diesem Buch wichtig.

Eine Auflistung weiterer Beiträge zu einzelnen Themen sowie Produkte, die ich gut finde, finden Sie zusammen mit passenden Rabattcodes (als Dankeschön für Ihre Zeit) auf meiner Gesundheitsplattform *www.schnelleinfachgesund.de* – tragen Sie sich dort gerne auch in den Newsletter ein, um immer auf dem neuesten Stand zu bleiben und um zu kostenlosen Videokursen, Inforeihen und E-Books freigeschaltet zu werden. Gerne können Sie meine Arbeit auch auf Instagram verfolgen: @martinauerswald und @schnelleinfachgesund

Da ich oft danach gefragt werde (nach diesem Buch möglicherweise noch häufiger), werde ich zeitnah einen Online-Nährstofftherapiekurs auf meiner Plattform entwickeln. Leser dieses Buches erhalten dann einen Rabatt auf die Kursgebühr mit dem Code BUCH.

Gerne möchte ich noch weiteren besonderen Menschen dafür danken, dass sie dieses Buch ermöglicht haben, und ihnen hier Dank und Respekt zollen:

Danke an Nicole Janke vom Herbig-Verlag, die nicht nur mit der Idee zum Buch an mich herangetreten ist, sondern mich wie immer sehr kompetent und hilfsbereit unterstützt hat.

Danke an meine Lektorin Ulrike Burgi, die bei jedem Buch wirklich ganze Arbeit leistet, die mindestens genauso wichtig ist wie die des Autors – damit der Text stimmig, fehlerfrei, verständlich und auf den Punkt ist. Ich bin immer wieder erstaunt, wie viel Frau Burgi herausholt, um das Buch noch besser zu machen.

Danke an meine wundervolle Frau Maxi, die mir den Rücken freihält, damit ich schreiben kann, die mir ein Taschentuch oder ein Schreikissen reicht, wenn ich mal wieder einen unseriösen »Bericht« zu Nahrungsergänzungen lese und bereits mein linkes Auge zu zucken beginnt, und die immer für mich da ist und mit der ich das schönste Leben führen darf.

Danke an meine Familie, meine Freunde und an meine Teams von SchnellEinfachGesund und EQ für den ehrlichen und direkten Austausch, das gemeinsame Wachsen, die Inspiration und die gemeinsame Zeit. Zusammen macht es einfach immer mehr Spaß!

Und danken möchte ich allen, die hier keine Erwähnung finden, aber einen Platz in meinem Kopf oder meinem Herzen haben und die dadurch energetisch in dieses Buch eingeflossen sind.

Quellenverzeichnis

Albert, C., Campos, H., Stampfer, M. & Ridker, P. et al. (11. April 2002). Blood levels of long-chain n-3 fatty acids and the risk of sudden death. *The New England Journal of Medicine 346*, S. 1113–1118. doi:10.1056/NEJMoa012918

Bhatt, D., Steg, P., Miller, M., Brinton, E. & Jacobson, T. et al. (3. Januar 2019). REDUCE-IT Investigators. Cardiovascular Risk Reduction with Icosapent Ethyl for Hypertriglyceridemia. *The New England Journal of Medicine 380(1)*, S. 11–22. doi:10.1056/NEJMoa1812792

bmel.de. (07. März 2023). Von www.bmel.de/DE/themen/ernaehrung/gesunde-ernaehrung/nationale-verzehrsstudie-zusammenfassung.html abgerufen

bundesregierung.de/breg-de/suche/nahrungsergaenzungsmittel. (7. März 2023). Von www.bundesregierung.de/breg-de/suche/nahrungsergaenzungsmittel-2026876 abgerufen

Bunte Pillen für's gute Gewissen – Was bringen Nahrungsergänzungsmittel? *DGE – Pressemeldung.* Von https://www.dge.de/presse/pm/bunte-pillen-fuers-gute-gewissen-was-bringen-nahrungsergaenzungsmittel/ abgerufen

Burton, J., Kimball, S. & Vieth, R. et al. (8. Juni 2010). A phase I/II dose-escalation trial of vitamin D3 and calcium in multiple sclerosis. *Neurology 74(23)* (Erratum in: Neurology. 2010 Sep 14;75(11):1029. Dosage error in article text.), S. 1852–1859. doi:10.1212/WNL.0b013e3181e1cec2

Chang, Y., Zhang, M. & Dou, H. (21. April 2017). Coriolus versicolor polysaccharopeptide as an immunotherapeutic in China. *Prog Mol Biol Transl Sci. Discovery Medicine.* doi:10.1016/bs.pmbts.2019.03.001

Cordain, L., Eaton, S. B., Sebastian, A. & Mann, N. et al. (2005). Origins and evolution of the Western diet: health implications for the 21st century. *The American journal of clinical nutrition 81 (2)*, S. 341–354.

Davis, D., Epp, M. & Riordan, H. (23. Dezember 2004). Changes in

USDA food composition data for 43 garden crops, 1950 to 1999. *Journal of the American College of Nutricion (6):6*, S. 669–682. doi:10.1080/07315724.2004.10719409

Eaton, S. & Konner, M. (31. Januar 1985). Paleolithic nutrition. A consideration of its nature and current implications. *N Engl J Med. 312(5)*, S. 283–289. doi:10.1056/NEJM198501313120505

Ebbing, M., Bønaa, K., Nygård, O. & Arnesen, E. et al. (18. November 2009). Cancer incidence and mortality after treatment with folic acid and vitamin B12. *JAMA 302(19)*, S. 2119–2126. doi:10.1001/jama.2009.1622

Ellis, J. & Reddy, P. (März 2002). Effects of Panax ginseng on quality of life. *Ann Pharmacother 36(3)*, S. 375–376. doi:10.1345/aph.1A245

Fan, M., Zhao, F. & Fairweather-Tait, S. et al. (22. April 2008). Evidence of decreasing mineral density in wheat grain over the last 160 years. *J Trace Elem Med Biol*, S. 315–324.

Fisa online. (07. März 2023). Von www.fisaonline.de/projekte-finden/details/?tx_fisaresearch_projects%5Bp_id%5D=8036&tx_fisaresearch_projects%5Baction%5D=projectDetails&tx_fisaresearch_projects%5Bcontroller%5D=Projects&cHash=bbc3693ec010462395bb80d7355adefd abgerufen

Gencer, B., Djousse, L. & Al-Ramady, O. et al. (21. Dezember 2021). Effect of Long-Term Marine ω-3 Fatty Acids Supplementation on the Risk of Atrial Fibrillation in Randomized Controlled Trials of Cardiovascular Outcomes: A Systematic Review and Meta-Analysis. *Circulation 144(25)*, S. 1981–1990. doi:10.1161/CIRCULATIONAHA.121.055654

Gibbons, J., Norton, E., McCullough, J., Meltzer, D., Lavigne, J., Fiedler, V. & Gibbons, R. (12. November 2022). Association between vitamin D supplementation and COVID-19 infection and mortality. *Science Rep. 12(1):19397*. doi:10.1038/s41598-022-24053-4

Harris, W. (März 2007). Omega-3 fatty acids and cardiovascular disease: a case for omega-3 index as a new risk factor. *Pharmacol Res. 55(3)*, S. 217–223. doi:10.1016/j.phrs.2007.01.013

Holick, M., Binkley, N., Bischoff-Ferrari, H. & Gordon, C. et al. (06. Juni 2011). Evaluation, treatment, and prevention of vitamin D deficiency: an Endocrine Society clinical practice guideline. *J Clin Endocrinol Metab.* doi:10.1210/jc.2011-0385

Hollis, B. (Oktober 2009). Nutrition: US recommendations fail to correct vitamin D deficiency. *Nat Rev Endocrinol 5 (10),* S. 534–536. doi: 10.1038/nrendo.2009.178

Jayedi, A., Rashidy-Pour, A. & Shab-Bidar, S. (22. November 2019). Vitamin D status and risk of dementia and Alzheimer's disease: A meta-analysis of dose-response. *Nutr Neurosci,* S. 750–759. doi:10.1080/1028415X.2018.1436639

Jelinek, G., Hadgkiss, E. & Weiland, T. et al. (November 2013). Association of fish consumption and Ω 3 supplementation with quality of life, disability and disease activity in an international cohort of people with multiple sclerosis. *Int. J. Neurosci 123(11),* S. 792–800. doi:10.3109/00207454.2013.803104

Jin, X., Ruiz Beguerie, J., Sze, D. & Chan, G. (13. Juni 2012). Ganoderma lucidum (Reishi mushroom) for cancer treatment. *Cochrane Database Syst Rev. (6).* doi:10.1002/14651858

Jonsson, T., Granfeldt, Y., & Ahren, B. et al. (2009). Beneficial effects of a Paleolithic diet on cardiovascular risk factors in type 2 diabetes: a randomized cross-over pilot study. *Cardiovascular diabetology 8,* S. 35. doi:10.1186/1475-2840-8-35

Lacey, L., Armstrong, D., Royle, E., Magee, P., Pourshahidi, L. & Ray, S. et al. (26. Mai 2022). Cost-effectiveness of vitamin D3 supplementation in older adults with vitamin D deficiency in Ireland. *BMJ Nutr Prev Health 5(1),* S. 98–105. doi:10.1136/bmjnph-2021-000382

McBurney, M. I., Tintle, N. & Ramachandran, S. et al. (Oktober 2021). Using an erythrocyte fatty acid fingerprint to predict risk of all-cause mortality: the Framingham Offspring Cohort. *The American Journal of Clinical Nutrition (114),* S. 1447–1454. doi:10.1093/ajcn/nqab195

Mirzaei, A., Zabihiyeganeh, M., Jahed, S., Khiabani, E., Nojomi, M. & Ghaffari, S. (5. April 2018). Effects of vitamin D optimization on quality of life of patients with fibromyalgia: A randomized controlled trial. *Med J Islam Repub Iran 32:29*. doi:10.14196/mjiri.32.29

Nicholls, S., Lincoff, A., Garcia, M., Bash, D. & Ballantyne, C. et al. (8. Dezember 2020). Effect of High-Dose Omega-3 Fatty Acids vs Corn Oil on Major Adverse Cardiovascular Events in Patients at High Cardiovascular Risk: The STRENGTH Randomized Clinical Trial. *JAMA 324(22)*, S. 2268–2280. doi:10.1001/jama.2020.22258

Niedermaier, T., Gredner, T. & Kuznia, S. et al. (2022). Vitamin D food fortification in European countries: The underused potential to prevent cancer deaths. *European Journal of Epidemiology*. doi:10.1007/s10654-022-00867-4

Robert Koch-Institut. (07. März 2023). Von www.rki.de/DE/Content/Gesundheitsmonitoring/Gesundheitsberichterstattung/GBEDownloadsJ/FactSheets/JoHM_2016_02_ernaehrung4.pdf?__blob=publicationFile abgerufen

Sackett, D., Rosenberg, W. & Gray, J. et al. (13. Januar 1996). Evidence based medicine: what it is and what it isn't. *BMJ 312(7023)*, S. 71–72. doi:10.1136/bmj.312.7023.71

Tanvetyanon, T. & Bepler, G. (1. Juli 2008). Beta-carotene in multivitamins and the possible risk of lung cancer among smokers versus former smokers: a meta-analysis and evaluation of national brands. *Cancer 113(1)*, S. 150–157. doi:10.1002/cncr.23527

Tian, J., Tang, L., Liu, X., Li, Y. et al. (2022). Populations in Low-Magnesium Areas Were Associated with Higher Risk of Infection in COVID-19's Early Transmission: A Nationwide Retrospective Cohort Study in the United States. *Nutrients 14:4*, S. 909. doi:10.1016/j.jtemb.2008.07.002

Wang, N., Li, J., Huang, X., Chen, W. & Chen, Y. (21. Juli 2016). Herbal Medicine Cordyceps sinensis Improves Health-Related Quality of Life in Moderate-to-Severe Asthma. *Evid Based Complement Alternat Med. (6134593)*. doi:10.1155/2016/6134593

Watanabe, F. (November 2007). Vitamin B12 sources and bioavailability. *Exp Biol Med (Maywood): 232(10)*, S. 1266–1274. doi:10.3181/0703-MR-67

Wu, D., Deng, Y. & Chen, L. et al. (10. August 2017). Evaluation on quality consistency of Ganoderma lucidum dietary supplements collected in the United States. *Scientific Reports 7, 7792.* doi:10.1038/s41598-017-06336-3

www.lobbycontrol.de/lobbyismus-in-der-eu/. (07. März 2023).

Literaturempfehlungen

Auerswald, M. & Krowicki, M. (2023). Zell-Reset. Mit gesunden Mitochondrien zu mehr Lebensenergie. Herbig.

Auerswald, M. (2023). Das Feuerlöscher-Protokoll: Wie Du chronische Entzündungen vorbeugst, linderst und ihnen ein für alle Mal Lebewohl sagst!. Medumio Verlag.

Auerswald, M. (2022). Gesund mit fermentiertem Gemüse: Für mehr Wohlbefinden und eine starke Immunabwehr. Herbig.

Auerswald, M. (2022). Gesund mit Natron: Das vielseitige Hausmittel für die Gesundheit nutzen. Herbig.

Auerswald, M. (2022). Das Autoimmun-Programm: Dein Programm zur Vorbeugung & Linderung von Autoimmunerkrankungen und ein beschwerdefreies Leben. Medumio Verlag.

Berg, J. et al. (2017). Stryer Biochemie. Springer Spektrum.

Fürstler, A. (2023). High Vibe Food: Beschwingt & glücklich mit Rezepten voller Lebensenergie und Genuss. Hans-Nietsch-Verlag.

Fürstler, A. (2015). Sprossen & Mikrogrün: Die ultimativen Superfoods aus dem eigenen Küchengarten. Mit 40 kreativen Rezepten für Vitalität und Wohlbefinden. Hans-Nietsch-Verlag.

Greenfield, B. (2020). Boundless: Upgrade Your Brain, Optimize Your Body & Defy Aging. Victory Belt Publishing Inc.

Gröber, U. & Kisters, K. (2022). Arzneimittel als Mikronährstoff-Räuber: Was Ihr Arzt und Apotheker Ihnen sagen sollten. Wissenschaftliche Verlagsgesellschaft Stuttgart.

Gröber, U. (2020). Mikronährstoff-Beratung Indikationen: Ein Arbeitsbuch. Wissenschaftliche Verlagsgesellschaft Stuttgart.

Gröber, U. (2019). Die wichtigsten Nahrungsergänzungsmittel:Das Plus für Ihre Gesundheit. Alles Wissenswerte zu Einnahme, Dosierung sowie den Risiken und Nebenwirkungen. Südwest Verlag.

Gröber, U. (2010). Mikronährstoffe: Metabolic Tuning-Prävention-Therapie. Für die Kitteltasche. Wissenschaftliche Verlagsgesellschaft Stuttgart.

Klemme, F. (2016). Natürlich essen: Das ganzheitliche Ernährungskonzept. Knaur Balance.

Michalk, Chr. & Böhm, P. (2019). Gesundheit optimieren – Leistungsfähigkeit steigern: Fit mit Biochemie. Springer.

Michalk, Chr. & Böhm, P. (2017). Mitochondrien. Energie. Vitalität: Mit der Kraft der Mitochondrien zu mehr Leistungsfähigkeit, Gesundheit und Libido. edubily UG.

Schaller, H. (2015). Die Paleo-Revolution: Gesund durch Ernährung im Einklang mit unserem genetischen Erbe. books4success

Schmiedel, V. (2022). Nährstofftherapie. Thieme.

Strauß, M. & Matz, B. (2020). Die Wildpflanzen-Apotheke: Essbare Pflanzen, die nähren und heilen. Knaur MensSana HC.

Aussagekräftige Blutwerte für die Blutanalyse

- Nüchtern-Insulin & -Blutzucker
- HbA1c
- Harnsäure
- Vitamin D
- Vitamin C
- Testosteron, IGF, DHEA, Östradiol, Progesteron
- Gesamt-Bluteiweiß
- Magnesium
- Zink
- Selen
- Hämoglobin
- Eisen & Ferritin
- Schilddrüse: fT3, fT4, TSH, TPO-AK, TR-AK, TG-AK
- Blutfette: LDL-Cholesterin, HDL-Cholesterin, Gesamtcholesterin, Triglyzeride, Omega-3-Index, Omega-6:3-Verhältnis
- Entzündungsmarker: Gamma-GT, hs-CRP, TNF-α, Homocystein, Nitrotyrosin